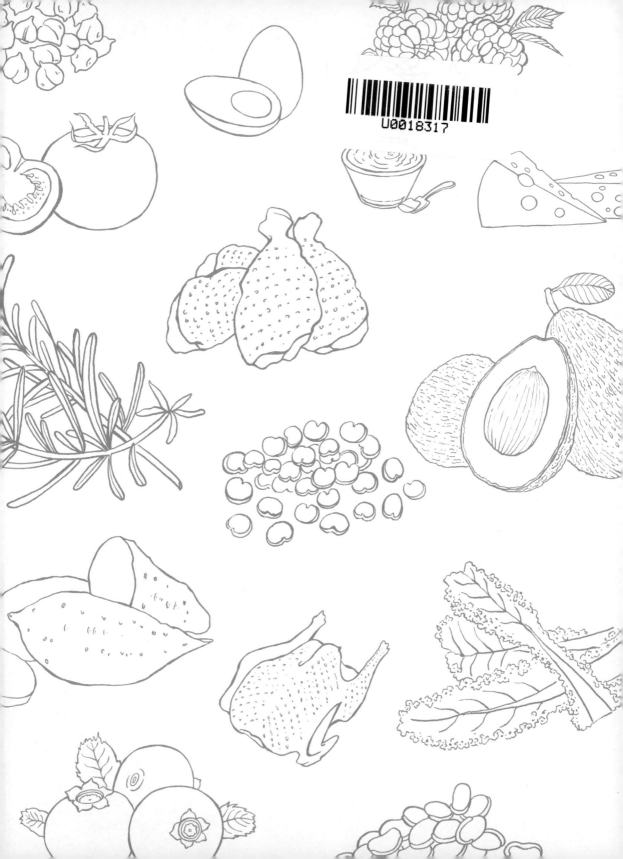

The Clean 20

20 Foods, 20 Days, Total Transformation

純淨飲食全書

20種食材 ✕ 20天健康復原計畫

讓身體煥然一新

伊恩・史密斯（Ian K. Smith）醫學博士｜著

蕭斐｜譯

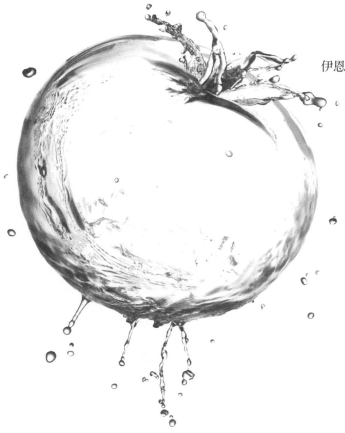

獻給崔絲特（Triste）、妲席爾（Dashiell）與戴克藍（Declan）
我要給你們地球、月亮、太陽和星星。
讓我們繼續追尋彩虹。
由我從不知其存在的內心深處愛你們！

安全提醒

Contents

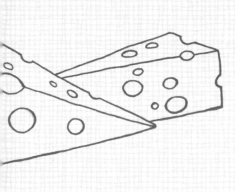

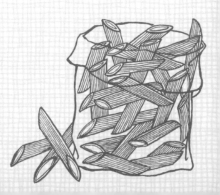

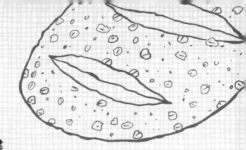

Part II 飲食計畫

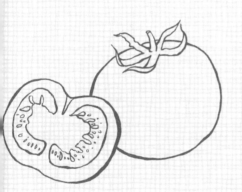

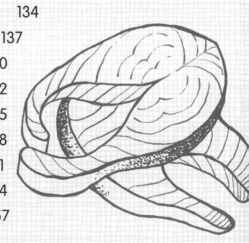

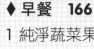
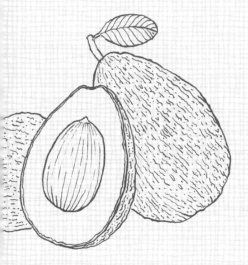

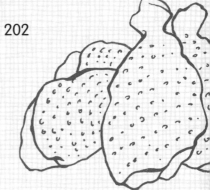

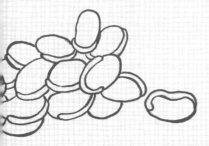

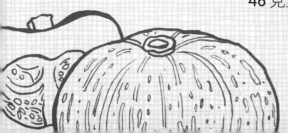

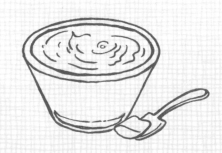

致 謝

　　這是我出版的第五本書，而它們都是由可敬的聖馬丁出版社（St. Martin's Press）所完成的。一本書的出版，其後有許多讀者永遠不會知道的出版和行銷工作。是的，當你看到這些原本埋藏在我腦神經線路中的想法和文字時，它們已經經過許多雙手的雕塑，最後才會出現在書架上或在你的電子閱讀器中。也就是說，有許多無名英雄為最後的成品做出許多貢獻，卻從未收到該有的讚頌。

　　所以在慶祝我的第五本書時，我要藉此感謝夥伴們在搭建我的事業上，一直是如此的慷慨和給予幫助。從出版人和編輯，到宣傳人員和藝術家，到行銷人員，以及無繁文縟節，以微笑迎接我進入熨斗大樓（Flatiron Building）的門房。以下是他們的大名，因為他們對我都很重要，所以並無特別排列順序：Steve Cohen, Elizabeth Beier, Sally Richardson, Jen Enderlin, Matthew Shear, John Karle, John Sargent, Michael Storrings, Louis Krivoshey, Tom Stouras, Lorraine Saullo, John Cusack, Della Cheng, Nicole Williams, Anne Marie Tallberg, Nancy Trypuc, Brant Janeway, Erica Martirano, Jessica Preeg, Laura Clark, Jeff Dodes, Jeff Capshew, Brian Heller, Jeanette Zwart, Christine Jaeger, Eric C. Meyer, Cheryl Mamaril, Sara Thwaite, Nicola Ferguson，以及聖馬丁出版社的超級業務團隊。對大家以及那些可能被我遺漏的人，我謹致上最深的感激，並希望我們能再一起創造另外五本書。這趟峰迴路轉的歷程真是精彩萬分，我不會想改變任何一點！

緒論

　　這本書的構想是我在健身房運動時想到的。前一天下午，我和一位友人聚會，她跟我說，她覺得自己最近很懶散，有時很想把「以前的身體找回來」。她試過不同的食物，試著要提升自己的活力、減重，以及增進整體的良好感覺。在我巡迴演講健康與保健的旅途中，曾聽到許多人以同樣的方式形容自己的狀況。但這次與朋友的交談，才真正觸動了我。她的外形很美麗，一點都沒有過重，而且似乎勝券在握。但她內心的衝突、自我懷疑和真正的掙扎，讓她無法感覺良好或讓她知道自己可以如何感受。

　　隔天早上，當我在健身房時，她傳了簡訊給我。我跟她說，我做了一點研究，有自信可以為她量身訂作一套真正能幫助她的飲食和運動計畫。儘管食物不能解決我們所有的問題，但可以解決其中的大多數，或至少讓人有個前往正確方向的起點。正確的食物的確帶著醫療特性。食物真的可以影響到你的身體如何運作的生理機制，以及生理如何與環境互動。

　　我和友人對話的另一個重點在運動。她有運動但不規律，在我看來，她並未進行能讓她達到目標的最佳運動。我瞭解她所吃或不吃的食物如何

影響到她的活力程度，而這也影響到她運動的動力。這是一種「雞生蛋，蛋生雞」的情形，但對我來說是說得通的。她需要花少一點時間運動，但花更多的時間做有效的運動。她花多少時間在健身房並不重要，但她怎麼使用這段時間就會大大不同了。

我根據為她量身訂做的飲食計畫，來調整運動計畫。我認為她只需要二十種主要食物來激發她的轉變，而且她一週只需要進行五次二十分鐘的有效運動，來與自己改善過的膳食營養成分產生協同作用。「淨化二十計畫」是我為她打造的計畫之擴充版本。這份計畫的內容一點都不專斷獨行，因為它受到科學和研究的支持。我們放入體內的許多食物或飲料，不是有害就是適得其反，時常讓身體在新陳代謝上超時工作以處理這些食物。我們也阻礙了身體運作的最佳能力。藉著「淨化二十計畫」，你將改變周遭的一切，並提供給自己的身體這部生來美好的機器，用來運作時所需要的物質。只要二十天，你將會在身體、心理和精神上有所轉變，讓你一生都受用！

醫學博士 伊恩・史密斯（Ian K. Smith）

2018 年 4 月

Part I
基礎觀念

什麼是
純淨飲食？

chapter 1

純淨飲食（Clean eating）是一個已經流傳數十年的概念和名詞，但在最近幾年間成了一種時尚，成為美國從實境秀到健身房，以及小型餐飲店吸引人氣的一般健康趨勢。就最簡單的型態來說，純淨飲食的基本先決條件，即食用更自然、較少加工處理過的食物，不只是有益於個人健康，對環境也同樣重要。餐桌上的食物愈接近它從土壤中生長或是從樹上採摘的形態，就愈最健康，也是人類與環境共處的自然秩序。這些食物不含化學人工成分及其他潛在成癮性毒素，是滋養及補充身體養分的最佳選擇。

純淨飲食運動就像其他熱門趨勢（如：原始人飲食法、無麩質飲食法、生食）一樣，逃不過誹謗者的批評，有：它不公平地惡魔化特定食物族群、它是極端地避開加工食品的概念、過度昂貴、要多數人實行一段長時間是不實際等種種說法。從純淨飲食法中產生的許多衍生方案，算是純淨飲食的多種類別之一，但在理念和執行方式上有著細微，甚至是重大的差異。讓十五位營養師來定義純淨飲食，你可能會得到十五種不同的答案。但在多數這些答案中存在著一個主題，一個共同的產生純淨飲食的基本概念，那就是：幾乎不對食物做任何處理，以食物最接近天然的狀態進食。

在本書中，我將闡述一些基本的純淨飲食原則，這些原則將會對你有好處，並幫助你做出明智的決定，以滋養全世界最棒的機器，也就是你的身體。純淨飲食法不全是為了完美。它沒有刻板的規則框架，也沒有必須嚴格遵守的罰則，卻能讓你從食物無與倫比的健康價值上受益。純淨飲食法有益於所有人，同時不會太昂貴、限制過度，或難以取得。有一些好食物總比都沒有好；但過度認真看待那些不相信粗食原則的人，則是錯誤的舉動。

減少加工食品

不管純粹主義者怎麼想，並非所有的加工食品都對你不好，有些加工食品同樣也屬於純淨飲食。「加工過」這個字詞有充分的理由可被多數人視為不健康的。就拿穀物來說，在穀物的加工方法中，製造商會取用整株穀物，並經由去除穀物三部分（麩皮、胚乳、胚芽）的一部分或數個部分，將之提煉、碾磨，或處理／加工。這過程可能就損失了十五種以上的不同營養成分。在製造商剔除了穀物的部分組成之後，接著會利用加工方式添加部分而非全部的養分。這就是你會在麵包或餅乾的包裝上，看到「額外添加」這個字詞出現的由來。這也是為何選擇「未經精製」的穀物會比「精製過」好的原因。

重要的是，要注意標籤上所註明的「100% 全穀」或「100% 全麥」。就麵包而言，100% 代表極大的不同點。「雜糧」看起來似乎代表「100%」，但其實不然。「雜糧」只代表了「很多種穀物」，但不保證是完整的全穀物。你可能吃到的還是許多種經過精製的穀物。

關於純淨飲食中的添加成分應該少於多少種，並無硬性規定，但多數營養師建議，如果產品中含有超過五或六種添加成分時，可能就沒那麼「純淨」。要查看食品標籤上的成分表，是很容易的。如果標籤上無成分列表，而你也不確定裡面含有什麼時，最好謹慎地確認內含物，或小心地使用產品。

全穀物解剖圖

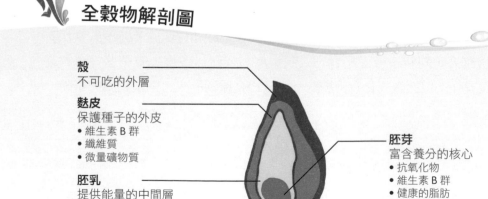

殼
不可吃的外層

麩皮
保護種子的外皮
- 維生素 B 群
- 纖維質
- 微量礦物質

胚乳
提供能量的中間層
- 維生素 B 群
- 碳水化合物
- 蛋白質

胚芽
富含養分的核心
- 抗氧化物
- 維生素 B 群
- 健康的脂肪
- 微量礦物質
- 維生素 E

減少糖的添加

很多食物中原本就含有糖。例如水果，它應該是任何一種良好飲食管理法最基本的一部分，而許多水果都含有大量的天然糖分。（有些水果的含糖量比較少，例如：蘋果、酪梨、黑莓、葡萄柚、桃子、柑橘、覆盆子、草莓。）很多人不知道的是，許多蔬菜也含有天然的糖分，例如：椒類、胡蘿蔔、防風草（parsnip）、小蘿蔔（radish）、南瓜、馬鈴薯、玉米、豌豆等，這些只是含糖蔬菜的幾個例子。

要求所有純淨飲食都不含糖是很荒謬的，那代表著要消除水果和蔬菜這些健康飲食的基本種類。

比較合理的是，消除掉添加糖的食品。在加工食品方面，製造商喜歡添加糖到混合物中。就商業化來說，這很有道理，因為糖非常能滿足味覺並具有成癮性。如果大家喜歡糖又具銷售力，那就給他們糖吃；在利益掛帥之下，健康的重要性就被往後推了。

主要的含糖食品，包括：糖果、蛋糕、餅乾、甜甜圈、糕點、小甜麵包、派餅、汽水或軟性飲料、能量飲料、運動飲料，以及水果汽水和水果調酒之類的水果飲料。

在《美國醫學會內科醫學期刊》（*JAMA Internal Medicine*）中發表的一份研究發現，添加糖占了美國人每天平均攝取的卡路里中至少 10% 的量。其中大約有十分之一的人攝取的卡路里中，有 25% 的量是來自添加糖。為什麼這一點很重要？因為這份研究的發現震撼了世界。在這份為期十五年的研究中，每日從糖攝取的卡路里占 25% 以上的參與者，比從糖攝取的卡路里少於 10% 的人，死於心臟疾病的機率達兩倍以上。這份研究更進一步地結論道，死於心臟疾病的機率，與飲食中的糖分比例同時上升，這項事實無關乎年齡、性別、體能活動水準，或身體質量指數（BMI）。

查看標籤時，很重要的是要能夠辨識出這些添加糖。成分表是以特定方式製作出來的。它是以遞減的順序條列，這表示愈接近表頭的，在食物中的含量比例就愈高。

只因為糖列在成分表的第五項，不代表它就不是含量最高的成分。糖有許多其他名稱是你認不出來的。所以如果成分表中的第三項是玉米糖漿（corn syrup）、第五項是葡萄糖（dextrose）、第六項是蔗糖（cane sugar）、第八項是發芽大麥（malted barley），那麼很可能把這些都加總在一起，就讓糖成了含量第一名的成分。

要在成分表的名稱中辨識出這些糖，是一件棘手的事。表 1-1 是一張可以參考的清單。但要注意的是，製造商仍可能使用其他名稱來把糖加入食品中。表 1-1 不是全部，卻是一個好的開始。

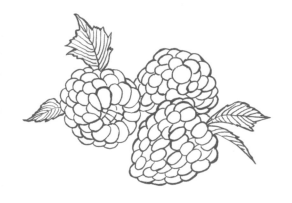

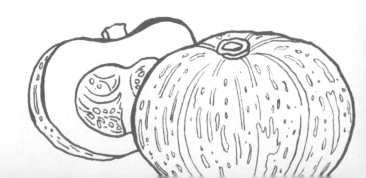

表1-1 成分表中的各種添加糖名稱

二甘醇乙醚（carbitol）

山梨醇（glucitol）

山梨糖醇（sorbitol）

己糖醇（hexitol）

巴糖醇（isomalt）

日本黑糖（sucanat）

木糖（zylose）

木糖醇（xylitol）

半乳糖（galactose）

戊糖／五碳糖（pentose）

玉米糖漿（corn syrup）

玉米糖漿固形物（corn syrup solids）

甘露醇（mannitol）

白砂糖（white granulated sugar）

多醣（polysaccharide）

米糖（rice sugar）

乳糖（lactose）

果糖（fructose）

花蜜（nectars，如桃蜜、梨花蜜）

紅糖（brown sugar）

原蔗糖（evaporated cane sugar）

原糖（raw sugar）

高果糖漿

（high-fructose corn syrup, HFCS）

高粱／蜀黍（sorghum）

麥芽糊精（maltodextrin）

麥芽糖（maltose）

麥芽糖漿（malt syrup）

麥芽糖漿（rice malt）

單醣（monosaccharide）

無水葡萄糖（anhydrous dextrose）

發芽大麥（malted barley）

黑紅糖（Sucanat）

楓糖漿（maple syrup）

葡萄乾糖漿（raisin syrup）

葡萄糖（dextrose）

葡萄糖（glucose）

葡萄糖胺（glucosamine）

蜂蜜（honey）

精製糖（refiners）

蔗糖（cane sugar）

蔗糖（sucrose）

糖（sugar）

糖粉

（confectioners' powdered sugar）

糖蜜（molasses）

轉化糖（invert sugar）

雙醣（disaccharide）

鬆餅糖漿（pancake syrup）

減少不必要的添加劑

「添加劑」囊括了相當大量的食品成分。在最簡單及最寬廣的定義中，食品添加物可以是任何添加到食品中的物質。它在法律上的定義為：「直接或間接地意圖使用它來達到或合理地期望達到，使其成為任何食物成分的一部分，或影響食物特性的任何物質。」

直接的食品添加物是那些為了特別的目的而加入食品中的。黃原膠（Xanthan gum，又稱三仙膠、玉米糖膠）就是一個很好的例子，它常用於烘焙食品的餡料、布丁和沙拉醬中，以增加口感及避免成分分散。最直接的添加劑都會在成分標籤中列明。

非直接添加物是那些由於包裝過程、存放或其他處理方式，而成為食品中非常微小的一部分。不管製作過程有多衛生或多專業，包裝中極少部分的物質，最終都會進到食品中。這也就是為何食品包裝製造者會需要在被允許使用前，向美國食品藥物管理局（Food and Drug Administration, FDA）證明所有會接觸到食品的材料，都是安全的。

大多數的食用色素或著色添加物，並未達到可被認為是純淨食品的標準。不過，有些天然色素，例如：胭脂樹紅（annatto）、甜菜苷（betanin）、胭脂蟲萃（cochineal extract）、胭脂紅（carmine）和葉綠酸（chlorophyllin），可達到純淨飲食的標準。

這些著色添加物是染料、顏料或物質，像是藍色 1 號、藍色 2 號和紅色 3 號，可添加或使用在食物、藥物、美妝品或人體上，給予顏色。若沒有加著色添加物，可樂不會是褐色，薄荷冰淇淋也不會是綠色的。幾乎所有我們吃的加工食品都含有一些著色添加物。事實上，如果沒有著色添加物，我們就認不出絕大多數已經吃習慣的食品。

食物防腐劑

食品防腐劑是天然或人造的化學物質，被添加進食品中，以防止食品變質。防腐劑已被使用長達數個世紀，最知名的是用來保存魚和肉的鹽。防腐劑通常具酸性特質，大多用在防止黴菌、酵母菌和細菌之類的生物體的成長。若沒有使用防腐劑，我們的食品很快就會變質，使人在食用後受到帶有病原體的微生物侵襲。

食品中有大量種類含有防腐劑，從軟性飲料到乳酪、乾燥水果（果乾）到加工肉品。有些防腐劑在保存食物上是必要的，但有很多防腐劑，例如：麩胺酸鈉（又稱味精，monosodium glutamate, MSG）、沒食子酸丙酯（propyl gallate）、溴酸鉀（potassium bromate）等，可能對健康造成傷害。

若要試著限制食品中的防腐劑，可從小心地閱讀營養成分標籤開始。比較純淨的食物不含有這些添加物，所以它們通常會比加工食品更快腐敗。但這不是選擇富含添加物食品的理由。在當季適時做出聰明的選擇，你還是可以購買到能保存達一整週的純淨產品，這就降低了你一週要多次購買民生用品的需要。

表 1-2 是一份你應該要避免的常用防腐劑清單。這份清單並未包括全部的防腐劑，卻是一個好的開始。

表1-2 常見防腐劑

丁基化羥基甲苯（butylated hydroxytoluene, BHT）

丁基羥基茴香醚（butylated hydroxyanisole, BHA）

沒食子酸丙酯（propyl gallate）

苯甲酸鈉／安息（香）酸鈉（sodium benzoate）

苯甲酸鉀／山梨酸鉀（potassium benzoate）

特丁基對苯二酚／叔丁基對苯二酚（tertiary butylhydroquinone, TBHQ）

硝酸鈉（sodium nitrate）

美國食品藥物管理局負責規範食物著色物及其他添加物，但此單位不盡完善，也受限於預算和其他資源。其主要目標是在確保這些添加物通常被認為是安全的。不過，期望單一政府機構能夠對這些成分無所不知，又能知道這些成分經長久使用後對健康的影響，卻是不切實際的想法。

實際上，這些安全許可是相當多變的，因為新的資訊和研究會出現，顯示出有些先前列為安全的項目，不再如先前認定的那般安全。這些成分經常會在可接受的添加物清單中進進出出，或被發現需要額外的審查。所以，儘管食品藥物管理局是一個開始確認添加物安全性的好地方，但尋求分析更詳盡的其他來源，也是必要的。

純淨飲食關乎覺知到吃進身體裡的食物，以及食物和飲料的影響不只是在你的健康，也在於你的頭腦及整體的功能性。最終的目的在於做出具策略性的智慧選擇，不只是瞭解你在吃哪些成分，也瞭解這些成分如何被採收、處理和包裝。整體的目標在於攝取富含營養（在較低熱量中相對蘊含較豐富的營養）、經濟實惠、好吃，而且對環境友善的最低加工食品。純淨飲食不只是接下來二十天的飲食藍圖，而是可以終身遵循的方法。

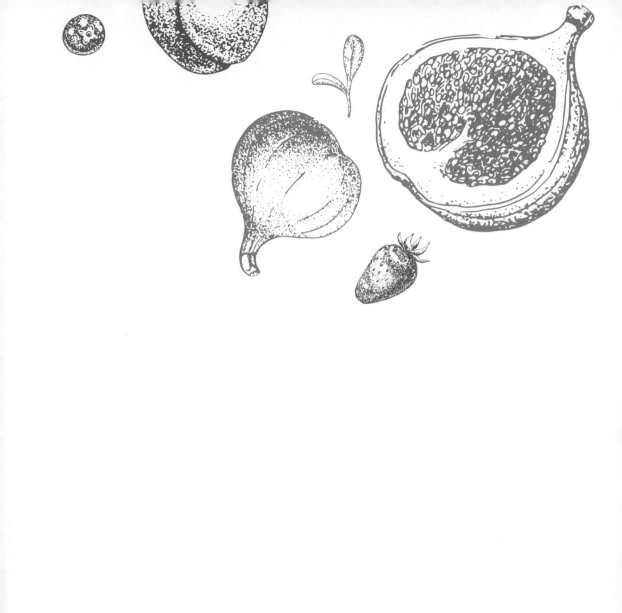

20 種
純淨食物

chapter 2

在接下來的二十天中，你將要吃純淨、天然且可促進健康的最佳營養成分。你只需要二十種食物來完成這份計畫，但這不代表你只能吃這二十種。如果你想吃更多，儘管去吃，但有一個限制：任何不是來自「純淨二十食物清單」中的選項，必須符合此計畫的基本原則。我所列出的「純淨二十食物清單」中（見第 27-28 頁）不一定要是你的清單。部分品項有其他選擇可採用。那些選項列在下面，稱為「同類夥伴」。同時也有次要清單，其中包括了不同種類的香草和香料，以及其他可能會在這二十天內使用的「非主要食品種類」。這份清單並非全面，如果沒看到你想用的香料或香草，不要覺得它是被禁用的。如果是天然且非含有人工成分的加工食品，請儘管使用。你將會在接下來的二十天內，攝取包括維生素和礦物質在內的大量植物營養素（phytonutrients）。這些有力的健康促進物質，對生命和全面轉化是非常重要的。

20 種純淨礦物質

Calcium
鈣
製造骨骼和牙齒；幫助肌肉收縮和放鬆，促進神經功能、血液凝結，以及維持血壓。

Chromium
鉻
幫助胰島素將葡萄糖從血液中移到細胞內。

Copper
銅
輔助消化及吸收功能；潤滑關節和器官；調節體溫。

Iodine
碘
甲狀腺激素的組成成分。甲狀腺激素可調節成長、發育及新陳代謝。

Iron
鐵
血紅素分子的一部分；血液中的帶氧者。

Magnesium
鎂
幫助骨骼和牙齒的礦化，促進肌肉收縮、神經傳導、酵素（酶）功能。

Phosphorus
磷
幫助維護骨骼與牙齒的健康；對 DNA 和細胞膜很重要；幫助身體從食物中取得能量。

Selenium
硒
與維生素 K 共同做為抗氧化劑，抵禦體內的有害粒子「自由基」。

Sodium
鈉
控制液體的平衡；協助神經脈衝的傳導及肌肉的收縮。

Zinc
鋅
幫助多種酵素適當地作用；胰島素分子的一部分；幫助促進 DNA 的修補及免疫功能，傷口的癒合和味覺。

花一點時間來製作你自己的純淨二十食物清單，可以參考本書第 7 章的食譜，並標示出那些你想要嚐嚐看的料理，再把沒出現在清單中的材料加進去。這份清單是你的藍圖，因此你要確認自己是實際審慎思考後製作出它的。這是你的清單，因此有些項目是你會加入而我並未列出的。比方說，你可能想要蘋果和梨子，但不要莓果。沒問題，就參考「同類夥伴」來選擇你要的，以及想要從這個群組中選用多少個。

20 種純淨的維生素

維生素 A
（Retinol，視黃醇／視膜醇）
改善視力；幫助骨骼的生長及再生；調節免疫系統；改善食慾及味覺。

維生素 B1
（Thiamine，硫胺素）
負責能量代謝的酵素的一部分；對神經、肌肉、心臟及消化功能很重要。

維生素 B2
（Riboflavin，核黃素）
對正常視力和皮膚健康，以及指甲和視力很重要；幫助脂肪及碳水化合物的分解。

維生素 B3
（Niacin，菸鹼酸）
對消化系統、神經系統及皮膚的健康很重要。

維生素 B5
（Pantothenic Acid，泛酸）
在脂肪和碳水化合物分解為能量上發揮作用；對在腎上腺中製造紅血球，以及與性和壓力相關的荷爾蒙很重要。

維生素 B6
（Pyridoxine，吡哆醇）
負責蛋白質的代謝；幫助製造紅血球，以及避免神經和皮膚出狀況。

維生素 B9
（Folic Acid，葉酸）
負責製造 DNA 及新細胞的酵素的一部分，特別是紅血球；在懷孕的前三個月是必要的，可避免脊柱裂、顎裂及唇裂。

維生素 B12
（Cobalamin，鈷胺素）
負責製造新細胞；對神經功能很重要。

維生素 C
（Ascorbic Acid，抗壞血酸）
可抵禦毒素的抗氧化劑；負責蛋白質代謝的酵素的一部分；幫助鐵的吸收；對免疫系統的健康很重要。

維生素 D
可幫助身體吸收鈣；對強壯的骨骼及牙齒很重要。

維生素 E
（Tocopherol，生育醇、生育酚）
可抵禦毒素的抗氧化劑；保護細胞壁不受傷害；支援免疫系統功能及 DNA 的修補。

維生素 K
可幫助讓血液適度的凝結。

純淨二十食物清單

1. 酪梨

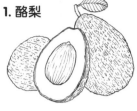

2. 莓果類

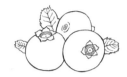

同類夥伴

蘋果、梨子、芒果、香蕉、
西瓜、蜜香瓜、哈密瓜、橙類

3. 起司

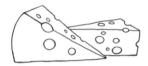

4. 雞肉

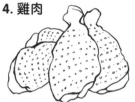

5. 鷹嘴豆（chickpeas）

同類夥伴

黑豆、紅豆、白腰豆、斑豆
（pinto beans）、皇帝豆、黑
眼豆（black-eyed peas）、豌
豆、玉米

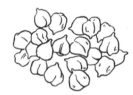

6. 蛋

7. 羽衣甘藍

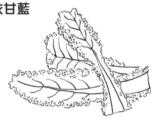

同類夥伴

芝麻菜、青江菜、球芽甘藍、高麗菜、花椰菜、
羽衣甘藍葉、菠菜、瑞士甜菜、西洋菜

8. 檸檬

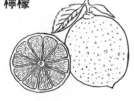

同類夥伴

萊姆、青檸、葡萄柚

9. 扁豆

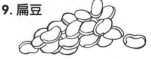

10. 堅果與種子

同類夥伴

葵花籽、南瓜籽、奇亞籽、大麻籽、亞麻籽

11. 燕麥

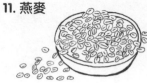

同類夥伴

玉米粗粉（grits）

12. 藜麥（quinoa）

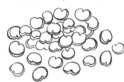

13. 海鮮類

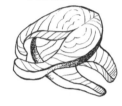

同類夥伴

鱈魚、螃蟹、大比目魚、龍蝦、牡蠣、鮭魚、鱸魚、蝦、鮪魚

14. 南瓜類（squash）

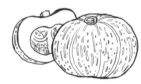

同類夥伴

青花菜、紅蘿蔔、小黃瓜、茄子、防風草、櫛瓜

15. 番薯

同類夥伴 玉米

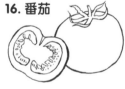

16. 番茄

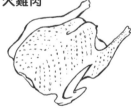

17. 火雞肉

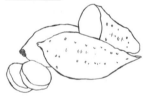

18. 全穀麵包

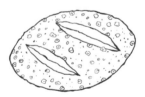

19. 全麥義大利麵

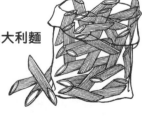

20. 優格、優酪乳
（以下稱優格）

香料、香草及其他

- **巴薩米可醋**（balsamic vinegar）

  `同類夥伴`▶ 蘋果醋、米醋、白葡萄酒醋

- **羅勒葉**（basil）
- **小茴香／孜然**（cumin）
- **特級冷壓橄欖油**

  `同類夥伴`▶ 酪梨油、葡萄籽油、芝麻油

- **大蒜**
- **薑**
- **麥片**（有機、無防腐劑或人工成分、無添加糖）
- **牛奶**（有機、無甜、脫脂或低脂，或含 1%、2% 的杏仁、椰子）
- **奧勒岡葉**（又稱「牛至」）
- **有機蜂蜜**
- **有機美乃滋**
- **有機花生醬**

  `同類夥伴`▶ 杏仁醬、腰果醬、葵花籽醬

- **有機醬油**
- **紅椒粉**
- **巴西里葉**
- **胡椒**
- **迷迭香**
- **番紅花**
- **鼠尾草**
- **鹽**
- **百里香**
- **薑黃**

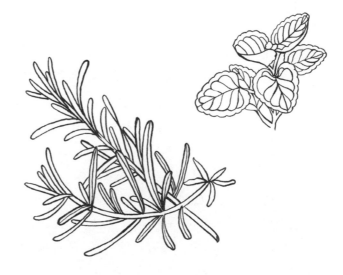

1. 酪梨

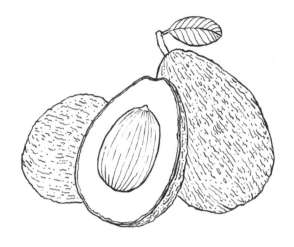

　　酪梨是油脂最多的水果（幾乎達 75%），超越了同樣含有大量健康油脂的橄欖。「油脂」通常被視為不好的字眼，但在酪梨身上就不是如此了。在它那奶油般的果肉中，多數油脂都是單元不飽和的，是好的那種，因為它可幫助降低低密度脂蛋白（LDL）這種壞膽固醇，而具有保護心臟的特性。儘管這種油脂對人體來說非常健康，但注重卡路里的飲食者必須注意，因為一顆酪梨中，半杯（美制約 120 毫升）的量就含有達 120 ～ 150 大卡的熱量。

　　酪梨充滿了許多營養成分，包括維生素 C、B5、B6、E、K，葉酸。它同樣也是纖維質、銅、鉀和鎂的最佳來源。在它的果肉中，你會發現其他植物營養素，如具有抗氧化及抗發炎特性的類胡蘿蔔素（carotenoids）、類黃酮（flavonoids）及植物固醇（phytosterols）等。如果你很注意碳水化合物，別擔心那些數據。雖然一顆酪梨中每 3.5 盎司（約 99 公克）中就含有 9 公克的碳水化合物，但其中 7 公克是纖維質，所以實際上只有 2 公克的「淨」碳水化合物。其他的好消息是，酪梨不含任何膽固醇或鈉。

　　酪梨的品種有很多，例如：貝肯（Bacon）、雞尾酒（Cocktail）、佛也得（Fuerte）、葛文（Gwen）、露拉（Lula）、平特頓（Pinterton）、里德（Reed）、祖它諾（Zutano）等；但最常見的是源起自加州，也在佛羅里達

州種植的哈斯（Hass）。哈斯是最受歡迎的酪梨品種，在全世界廣為種植並常被稱為「全年生酪梨」，因為它在某些地區全年皆可種植或自其他國家進口。這些酪梨是橢圓形，帶著明顯的粗糙外皮，成熟時會從綠色轉成紫黑色。其硬核心的種子尺寸由小到中等，果實重量通常在 5 ～ 12 盎司（約 142 ～ 340 公克）之間。

　　酪梨的吃法有很多種。把它切開加到沙拉中、磨成酪梨醬（guacamole）、切塊後丟入果昔（smoothie）中，或將之厚抹在吐司上。它們豐富的口味及奶油般的口感不容忽視，也可為其他食物添加風味。重要的是，酪梨不會在樹上熟成，而是採收後才會變軟。與普遍認為相反的是，微波爐並不是加速熟成的有效方法。這也是為什麼酪梨應該在要吃的前兩天才購買的原因。

酪梨的好處 & 選購與處理

酪梨的好處

★ 富含單元不飽和脂肪。

★ 鉀的豐富來源（比香蕉多）。

★ 富含纖維質。

★ 增強身體對維生素 A、D、E 和 K，以及抗氧化劑的吸收，因而可增進其他植物類食物的營養價值。

★ 幫助維護眼睛的健康（透過葉黃素及玉米黃素）。

★ 因為可維持飽足感，有助於減重。

選購與處理

★ 選擇感覺較重且無瑕疵的果實。

★ **按壓果實，查看成熟度：**
　若有小凹痕，表示過熟無法切，但適合搗成泥；若有大凹痕，表示過熟，而且果肉可能變黑，無法食用。

★ 堅硬的果實應在購買後 3～5 天，待其成熟後再食用。

★ 若要加快熟成速度，可將酪梨與一顆蘋果或一根香蕉，一起放在牛皮紙袋中，等候 1～2 天，待其成熟。

2. 莓果類
藍莓、覆盆子、草莓

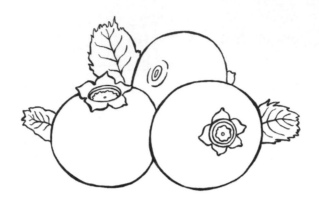

　　莓果類是世上最有力的超級食物。它們是營養炸彈，富含極大量的營養素，以較少的熱量帶來許多的健康益處。雖然不同的莓果類會有差異，但它們都具類似的營養成分，而且很容易在大多數的食品商店或農人市集中找到。

　　莓果類因為卡路里低且含有驚人的營養成分，被認為是最佳超級食物之一。它們含有非常大量可直接影響健康的抗氧化劑。抗氧化劑是複合劑，能中和體內的自由基；當自由基過多時，它會傷害細胞，是具潛在危險性的不穩定分子。這些豐富的複合物除了能保護你的細胞外，也有助於降低罹患疾病的風險。

　　每當提到維生素 C 時，大家通常會想到柳橙及柳橙汁，但人們都低估了莓果類的影響，特別是草莓富含維生素 C。一杯（美制約 240 毫升）草莓就含有 150% 的每日建議攝取量（recommended daily intake，或 daily value, DV），這樣的分量略高於柳橙，而且是含在較低的熱量中。維生素 C 是莓果類在營養成分上唯一的主要不同之處，因為它們整體的維生素及礦物質含量都非常相似。在維生素 C 含量方面，草莓拔得頭籌，接著是藍莓及小紅莓，分別以每日建議攝取量的 16% 及 22% 大幅落後。

莓果類在超級食物中名列前茅的原因，除了含有多種維生素（A、B群、C、K），以及其他礦物質（鐵、硒、錳、銅、鎂、鉀和鋅）外，它們也含有相當大量的纖維質，纖維質可減緩食物通過消化道的速度，因而降低肌餓感並增加飽足感。以下是一杯莓果所含的纖維質量：黑莓，8公克；覆盆子，8公克；藍莓，4公克；草莓，3公克。

選莓果是不會錯的。它們處處可得、好帶、易保存，食用方式還非常具有彈性。可拿它們當點心，或加入果昔、馬芬蛋糕、優格、沙拉、湯品中，或當成醬料使用。

莓果的好處 & 選購與處理

莓果的好處

★ 有助於預防心臟疾病。

★ 因含有纖維質和高液體含量而有助於減重。

★ 低熱量。

★ 富含花青素（anthocyanidins），此複合物有助於減緩因老化而發生的腦力減退。

★ 小紅莓及藍莓可幫助抵抗尿道感染。

★ 可降低 25% 罹患帕金森氏症的機率。

★ 因具有大量類黃酮而可降低罹患癌症的風險。

選購與處理

★ 當季時比較便宜且更容易取得（台灣的草莓產季是 11 ～ 4 月；國外的黑莓、覆盆子及藍莓產季是 6 ～ 9 月。）

★ 可購買新鮮莓果，然後將之冰凍，可安全保存達一年（如果要用來做果昔，放入袋中冷凍；如果是要直接吃，就放一層在烘焙紙上冷凍）。

★ 果實應該飽滿但結實，顏色深濃，無發霉或變形。

★ 使用前再清洗，不要太早洗。

★ 整個吃的營養好處，比加到其他食物中強。

3. 起司

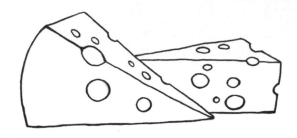

　　這真是個高難度的種類,很難知道要從何處開始讚美它的好處。味道大概是這種食物一直以來都非常受歡迎的原因,它在世界各地數千年來銷路都很好。

　　起司的種類有千百種,不管是哪一種起司,都源自一種成分:牛奶(或羊奶)。起司製造者會異口同聲地告訴你,所有起司的品質都是從牛奶的品質開始的。做起司要用到大量的牛奶,大約 10 磅(約 4.5 公斤)的牛奶才能製成 1 磅(約 454 公克)的起司!

　　除了有美好的滋味以及眾多種類可供選擇外,起司的營養價值也很高。不同種類的起司具有不同的營養特性,但有共同的元素讓起司在我們的飲食計畫中是一個聰明的選擇。

　　最主要的營養素是蛋白質。例如一塊 28 公克的厚切切達起司(cheddar cheese),含有將近 7 公克的蛋白質。這大概就是你能從一整杯牛奶中攝取的量了。這些蛋白質多數都屬於一個乳蛋白質家族,稱為「酪蛋白」(casein)。它們飽含必需胺基酸,可消化度高(對多數人來說),且品質優良。

起司也含有各式各樣的維生素和礦物質。礦物質之首是鈣，這是大多數人每日攝取量都不足的礦物質。給你一個更好的概念，根據美國國立衛生研究院（National Institutes of Health, NIH），鈣的每日建議攝取量如表2-1。

切達起司每盎司（約 28 公克）能提供 204 毫克的鈣，莫札瑞拉（mozzarella cheese）起司每盎司有 222 毫克的鈣，而瑞士（Swiss cheese）起司每盎司則含有 224 毫克的鈣。

大多數人都知道鈣對骨骼和牙齒的健康很重要，但很多人不知道鈣對身體的許多生理流程是具關鍵性的，包括血管的變窄和變寬、神經傳導、肌肉功能，和數十億細胞間的化學訊號。簡而言之，鈣是人體內最豐富的礦物質，而我們也需要大量的鈣來保持健康。

起司也是豐富的維生素 A、B12，以及磷和鋅的來源。這些特定營養成分的量，會因為起司的種類和處理方式而不同，但一般來說，總是可以找到這些維生素和礦物質。

 表2-1 鈣的每日建議攝取量

年齡	男性	女性	孕婦	哺乳婦
0 ～ 6 個月 *	200mg	200mg		
7 ～ 12 個月 *	260mg	260mg		
1 ～ 3 歲	700mg	700mg		
4 ～ 8 歲	1,000mg	1,000mg		
9 ～ 13 歲	1,300mg	1,300mg		
14 ～ 18 歲	1,300mg	1,300mg	1,300mg	1,300mg
19 ～ 50 歲	1,000mg	1,000mg	1,000mg	1,000mg
51 ～ 70 歲	1,000mg	1,200mg		
71 歲以上	1,200mg	1,200mg		

＊足夠攝取量（Adequate Intake, AI）

起司的口味因人而異，所以去分析哪些起司的味道比其他的好，是毫無意義的。但談談那些世上最健康的起司就比較有意義。

● 茅屋（又稱農家起司，cottage cheese）

蛋白質含量高，脂肪量低，用途廣。每盎司僅有 20 大卡，卻有 3 公克的蛋白質和大量的鈣。

● 菲達起司（feta cheese）

希臘料理中的主要成分，比多數起司低脂、低卡路里，每盎司含有 4 公克的蛋白質。一般是以羊奶製成，或是羊奶和山羊奶的組合。因風味強烈，人們通常不會吃太多，也就會攝取較少的卡路里。

● 莫札瑞拉起司

每盎司只有 710 大卡，提供 5 公克的蛋白質，而且只有 5 公克的脂肪。

● 帕馬森起司（parmesan cheese）

相對較低卡路里，每盎司有 110 大卡，味道重，因此不需要使用太多就可以達到目的。含有高達 10 公克的蛋白質，同時含有鮮味（umami）。鮮味是食物中的「第五種」味道（其他四種是苦、鹹、甜和酸），來自會讓食物帶有苦味的麩胺酸（glutamate），具有改善消化及腸道健康的功能。帶有天然鮮味的食物，包括：胡蘿蔔、雞、蘑菇、甲殼類、大豆、番茄和鮪魚。

● 瑞可達起司（Ricotta cheese）

1/2 杯的量含有 14 公克的蛋白質，以及 25% 的每日鈣質攝取建議量。同時也因含鈉量低，含維生素 A、B 群，還有磷和鋅，脫穎而出。

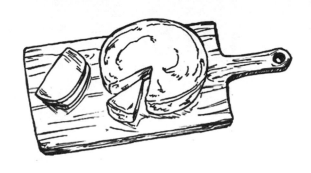

起司的好處 & 選購與處理

起司的好處	選購與處理
★ 透過高鈣含量，有助於維護牙齒的強健。	★ 有別於一些食物，起司世界中通常是品質與價格一致。
★ 透過鈣及維生素 B，有助於形成強壯的骨骼。	★ 閱讀標籤，以幫助分辨起司的硬度、軟度、奶油比例、熟成度、醇厚度。
★ 幫助抵抗骨質疏鬆症（骨骼變稀疏）。	★ 依據使用目的來選擇起司：例如，瑞士起司、美國起司及切達起司在融化後使用較佳；帕馬森起司較適合研磨。
★ 磷含量高，對骨骼的健康很重要。	★ 存放時要包好，每次都換要新的包材。
★ 非常重要的維生素 D 來源。	★ 避免冷凍起司或含有起司的食物，否則容易失去起司的口感及風味特徵。

4. 雞肉

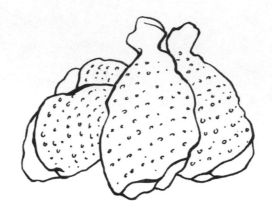

　　雞是世界上最多的鳥類，一開始人們可能是為了鬥雞才馴養雞，而不是把牠當成食物，目前雞以 250 億的數量居冠。相關術語聽起來容易混淆，但是都相當直接。小雞叫做雞仔（chicks），雌雞稱為小母雞（pullets），等大到可生蛋時則成了母雞（hen）。雄雞則依所在國家，而有著不同的公雞用字（cocks, cockerels, roosters）。

　　對於欲取得蛋白質和減少攝取紅肉的人來說，雞肉是牛肉的最佳替代品。3.5 盎司（約 99 公克）去皮去骨的雞胸肉，可得到 31 公克的蛋白質（等量的牛肉中則是 32 ～ 33 公克），而且熱量只有 165 大卡。精瘦的雞肉只有 2 公克的脂肪，大多數是健康不飽和的種類。

　　蛋白質或許是雞肉得到健康榮譽的原因，但在那柔嫩的肉中有著許多營養成分。雞肉是良好的維生素 B3、B5、B6，以及硒、磷、膽鹼（choline）的來源。

　　就如何準備、上桌及調味來說，雞肉可說是最萬用的肉品。烤及油炸（油炸是最不健康的烹煮方式，因此在本飲食計畫中不會出現）在美國是最普遍的準備方式，在西班牙則會與甲殼類海鮮和米組合成受歡迎的大鍋飯（paella dish，又稱西班牙海鮮燉飯，paella 是鍋的意思。）義大利人則藉

由在平底鍋中，將雞肉與蘑菇、番茄及酒共同翻炒，完美地烹煮出傳統的獵人料理（cacciatore）。

從過去十年以來，選購最健康的雞肉似乎變得更複雜了。包裝上有許多種類的標籤並未被加以定義。以下是一些你會碰到的常見語詞；但如果有疑問，要是現場有知識豐富的店員，就請教他或她來解說雞是如何被養大的。

• 牧場／牧場飼養（pasture/pasture raised）

這是最好的標示之一。這個標籤表示雞是生長在牧場中，常吃可食用的植物。這些雞隻也吃得到天然環境中的草、種子及蟲。

• 自然放養（naturally raised）

這種雞從未接受過抗生素、荷爾蒙，或被餵以含有動物成分的副產品。

• 自由放牧（free-range，放山雞）

在整個生命過程中，這些雞一天中至少有部分時間會接觸到戶外，這是好事。但這並不保證雞就會利用這個機會外出。所有標示為「有機」的雞必然是「自由放牧」；但並非所有「自由放牧」的雞都是「有機」。

• 有機（organic）

這個名稱的使用受到美國農業部（USDA）的嚴格規範。它代表家禽的飼料中沒有使用殺蟲劑、化學肥料，或基因改造生物（在實驗室中設計的食物），而且在雞隻的生長或處理過程中的任何階段，都未使用過抗生素。

在這裡要提醒是，許多人因為「有機」代表著優良品質而受吸引，但它並不表示一定是最佳品質的肉品，因為還要考量許多其他因素，像是動物在哪裡成長，其狀況是如何保持的。但「有機」標章代表肉品是最純淨的，也未在處理過程中添加任何不必要的添加物。

• 非籠養（cage-free）

雞隻可在建築物、房間或封閉的區域內自由行動。通常環境擁擠，而且雞群不一定會到戶外活動。

- **無抗生素（no antibiotics）**

這證明動物從未接受過常用於預防疾病或強化生長的抗生素藥物。

- **無荷爾蒙（no hormones）**

動物未曾暴露在荷爾蒙中是很棒的，但這幾乎是無用的標示，因為自從 1959 年起，美國政府就禁止在家禽身上使用生長荷爾蒙。

 ## 雞肉的好處 & 選購與處理

雞肉的好處

★ 含有維生素 B 群，以及銅、鐵、鎂、磷和鋅。

★ 富含蛋白質。

★ 能幫助減重。

★ 有助於控制血壓（烘烤，非油炸的雞肉才行）。

★ 降低膽固醇濃度和罹患相關心臟疾病的風險。

★ 不貴且易取得。

★ 去皮後，所含脂肪量會比具等量蛋白質的肉品低很多。

選購與處理

★ 在包裝上尋找美國農業部 A 級（USDA Grade A）評比。

★ 選擇雞皮呈奶油白到深黃色者。

★ 避免發灰或看來慘白的雞肉。

★ 遠離帶有強烈怪氣味的雞肉。

★ 如果可以，選擇有機、牧場飼養或自然放養的。

★ 立刻存放在冰箱中最冷的位置。

★ 將雞肉保存在原始的包裝內。

★ 使用前，將所有會接觸到生雞肉的廚具或物品清洗乾淨。

★ 生雞肉可在家用冰箱內保存 2 ～ 3 天。

★ 煮過的雞肉可保存 3 ～ 4 天。

5. 鷹嘴豆

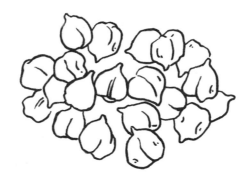

　　這種形狀不規則的豆子，起源自大約西元前三千年的中東，是中東料理的主食。這種豆類被帶到世界各地，因其堅果口味、奶油口感及多用途性而受到喜愛。在熱帶或亞熱帶氣候的冬季中大約三個月的期間，是最佳種植季，這個價廉的植物含有大量的營養成分及最低的熱量。

　　鷹嘴豆有兩種主要品種：喀布爾（Kabuli）和德西（Desi），這名稱表示它們根源自印度。喀布爾種較大（德西的兩倍大），呈偏白的米色，形狀一致，外形較圓。喀布爾種的鷹嘴豆在美國最常見，但在世界其他地方並非如此。德西種鷹嘴豆較小，顏色較深，從淺褐色到黑色都有。形狀較不規則，種子的外殼較厚。

　　很多人都不知道，做為皮塔餅（pita，口袋麵包）、小黃瓜或胡蘿蔔的好吃沾醬 hummus（鷹嘴豆泥醬），實際上是磨成泥狀的鷹嘴豆。這是一種具有極多用途的蔬菜，可以被加進多種菜色中，包括沙拉、湯或快炒料理。許多素食者在尋找良好的非動物性蛋白質來源時，往往都會採用鷹嘴豆。

　　鷹嘴豆也因為高纖維質含量而受到喜愛，它有助於穩定血糖濃度，將膽固醇的吸收減至最低，並可強化消化系統的功能。只要攝取一杯的量，就可以提供每日建議攝取量的一半。除了纖維質外，它還有大量的蛋白質、維生素 B9（葉酸）、鋅和抗氧化劑，以及其他良好健康必需的維生素和礦物質。

　　更多好消息是，鷹嘴豆這種營養的豆類很容易烹調。你可以買到罐裝或乾燥的生豆。在水煮或烘烤後加入一些香料，就可以從這種多功能豆類

取得最大的好處。它幾乎可以跟任何東西一起煮，因為它會吸收其他食物的味道。你可以把它加進混合沙拉中、讓它們成為湯的一部分、磨碎成美味的鷹嘴豆泥塗抹在皮塔餅上，或是跟香料一起烘烤。這是一種非常好的蔬菜，其罐裝產品不需要再剝皮或以任何方式處理，非常方便。你絕對不會對鷹嘴豆失望，把它加進你的用餐計畫中也不會太費力。

 ## 鷹嘴豆的好處 & 選購與處理

鷹嘴豆的好處

★ 增加飽足感。

★ 促進消化。

★ 纖維質的最佳來源。

★ 蛋白質的最佳來源。

★ 抗氧化劑的最佳來源。

★ 降低不健康的膽固醇。

★ 維生素 B9（葉酸）含量高。

★ 維生素 C 的來源。

★ 鋅、鎂、錳、鐵、鉀、磷的來源。

選購與處理

★ 如果是從散裝存放箱中購買，要確認箱子有加蓋。

★ 如果是買包裝好的，要確認袋中沒有溼氣或豆子沒被蟲咬。

★ 要確認豆子的種子沒有裂開，是完整的。

★ 乾燥生豆要存放於密封容器內，放在涼爽、乾燥、陰暗處，可存放達一年。

★ 煮過的豆子可在冰箱中保存大約三天。

★ 如果使用罐裝豆，要檢查鈉的含量，確保其含量不會太高（140毫克以內）。

★ 如果使用乾生豆，確保在烹煮前先浸泡後瀝乾再使用。

6. 蛋

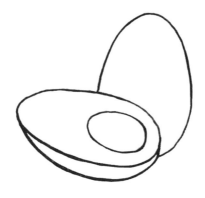

　　蛋是世界上最營養的食物之一，特別是當你想到它和其他營養豐富的食物相較之下的成本。蛋含有幾乎所有為了健康而需要的營養成分。在這許多營養成分中，你會找到維生素 A、B2、B5、B6、B9、D、E 和 K，以及鈣、磷、硒和鋅。

　　不過，蛋也不是沒有爭議的食物，問題多半是因為它們所含的膽固醇量。一顆大的蛋含有大約 186 毫克的膽固醇，而一顆小蛋則含有 141 毫克。美國心臟協會（American Heart Association）則建議，健康成年人每天攝取量需在 300 毫克以內。過量的膽固醇與心臟疾病相關，因此多數的醫療專業人士及倡導健康者都建議，要注意膽固醇的攝取量及其在血液中的濃度。

　　健康專家及研究人員持續檢視一些有關蛋及其所含膽固醇互相矛盾的訊息，在某些問題上已達到一般共識。實際上，膽固醇不盡然都對身體不好，我們還是需要特定的量。我們不只是從食物中攝取膽固醇，同時肝臟也會自然地製造出膽固醇。

　　對多數人而言，攝取蛋並不會增加體內的膽固醇量，而是肝會減少自然產生的膽固醇，來抵銷進食時得到的膽固醇量。研究已顯示，蛋所增加的膽固醇種類，主要是被稱為「高密度脂蛋白」（high density lipoprotein, HDL）的好膽固醇。較高數量的高密度脂蛋白會幫助身體去除不健康的低密度脂蛋白（不好的膽固醇），並可降低個人罹患心臟疾病與中風的風險。

要分辨蛋的品質是極具挑戰性的事。以下是簡單的指導原則。

• 顏色

蛋殼的顏色與其營養成分的益處無關。它的顏色是根據母雞的品種和基因而來。有些母雞甚至會下藍色和綠色的蛋，但這些蛋不會出現在店中，因為很多消費者可能不會去購買。

• 動物福利核准（animal welfare approved）

這是美國農場計畫中所使用的，在農場動物福利和環境永續上最嚴格的標準之一。此標示需經過稽核，確認農場內實施高度人道屠宰（high-welfare slaughter），並讓所有動物都能接觸到草地（所有動物皆需放牧）。母雞必須是非籠養且可持續在戶外棲息，並具有進行自然活動的能力，如築巢、展翅、沙浴等。禁止嘴喙切除（beak cutting）。

• 非籠養

目前在美國並無「非籠養雞蛋」生產的國家標準，但這個詞彙通常表示母雞不是被關在籠子裡（但仍是在室內）。在美國，「非籠養」被視為比將大多數生蛋母雞關在擁擠的籠中，更為人道。因為非籠養的母雞可能有更多行走及展翅的空間；但雞隻仍可能受到其他有疑問的對待，如嘴喙切除。

• 人道認證

這些蛋是來自非籠養母雞，而且母雞必須有足夠的空間可進行其自然行為，雖然牠們可能都待在室內。容許嘴喙切除。同時要有第三者來稽核農場是否符合這些條件。

• 有機認證

這些蛋來自被餵食受認證的有機蔬菜飼料的母雞。飼料中不得含有任何殺蟲劑、荷爾蒙、抗生素或農藥。母雞不得飼養在籠內，而且必須能接觸

到戶外；不過外出的時間及戶外空間的品質並未受到定義。它仍舊允許強制換羽（以人工方式促使群體同時換毛或掉毛）及嘴喙切除（以避免動物間的彼此傷害）。

如果選擇購買有機蛋，請找有美國農業部有機標章（USDA Organic seal）的。但是要記得，有機蛋不見得比其他種類的蛋更安全；因為這完全取決於農場的衛生狀況和其他因素。有機蛋不見得比傳統生產的蛋更營養。

● 自由放牧或自由漫遊（free-roaming）

母雞不得被關在籠中，而且必須能接觸到戶外。但只因為牠們能接觸到戶外，並不代表牠們能在外面做什麼。它對雞群在戶外的時間及空間的大小，並無任何要求。

是否要洗蛋也常受到爭論。**不要洗**。洗蛋反而會增加污染的風險，因為水會穿透多孔的蛋殼。蛋被生下來時，會有一層自然的臘來保護自己，要是清洗，會洗掉這層臘。

商業生產的蛋都已被洗過及消毒過，生產者會在蛋殼上塗一層薄臘，來保護多孔的表面，以防範細菌或氣味入侵。

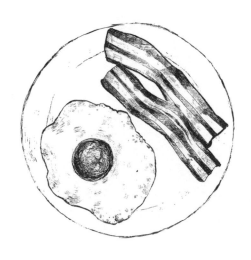

蛋的好處 & 選購與處理

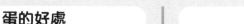

蛋的好處

★ 富含蛋白質。

★ 蛋白含有豐富的維生素 B6、B12、D，以及銅、鐵、硒和鋅。

★ 提升體內的高密度脂蛋白膽固醇量。

★ 含膽鹼，對建構細胞膜和生產腦中產生訊號的分子很重要。

★ 含葉黃素及玉米黃素，它們是有助於眼部健康的抗氧化劑。

選購與處理

★ 蛋殼的顏色，無論是褐色或白色，對營養成分毫無影響，都一樣。

★ 檢查盒子上的銷售期限：只要將蛋妥善保存於冰箱中，通常在此日期之後還可使用達 4～6 週。

★ 盡力降低污染，打開盒子，確保蛋殼都沒有裂痕；如果回到家前，盒中有蛋破裂，請直接丟掉破掉的蛋。

★ 人道生產的蛋通常比較貴；如果你付得起也想要買這種的，你就是較有良心的消費者。

★ 選購評比為「大顆」的蛋來配合食譜使用，因為這是測試食譜時選用的蛋。

★ 溫度對蛋的安全性很重要：將蛋以原有的包裝保存在冰箱最冷的位置，而非在冰箱門後的蛋杯中。

7. 羽衣甘藍

同類夥伴：芝麻菜、青江菜、球芽甘藍、高麗菜、白花椰菜、綠葉甘藍、菠菜、瑞士甜菜、西洋菜

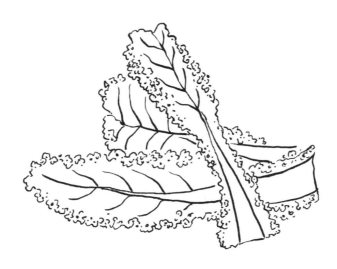

　　羽衣甘藍（Kale）是一種盤踞純淨飲食表榜首一陣子的超級食物。儘管它的名氣是在最近十年間才高漲，但這個多葉的深綠色植物可以被追溯到羅馬時代。羽衣甘藍是十字花科家族的一部分，此家族包括青江菜、青花菜、球芽甘藍、綠葉甘藍（collards）、白花椰和花園水芹（garden cress）。與其他大多數蔬菜不同的是，羽衣甘藍在一年中較冷的季節生長茂盛，這就反應在其口味上。它容易種植，耐寒，又便宜；羽衣甘藍的味道很多樣，在從苦到像椒類般平淡或略帶甜味中，提供良好的營養。

　　羽衣甘藍不只是另一種美食潮流，它因更重要的原因而受到健康專家的推薦。它包含了一長串的維生素、礦物質和其他營養成分。其中含量最豐富的項目有：四十五種不同的抗氧化多酚（可抗老化及細胞的損傷）、類胡蘿蔔素，維生素 A、B1、B2、B6、C、E、K，以及錳、銅、鈣、鉀、鐵、鎂、纖維質及蛋白質。所有這些都囊括在非常低廉的價格中，而且一杯切碎的羽衣甘藍葉僅有 33 大卡的熱量。

　　羽衣甘藍有許多種類，具有不同的外觀及口味。或許你在自家附近的

店裡不會找到所有種類的羽衣甘藍，但最有可能找到四種。儘管它們看起來和吃起來都有所不同，但營養價值是類似的。

• 捲葉羽衣甘藍（Curly kale）

又稱普通羽衣甘藍（common kale），這是在店裡最常看到的種類。顏色從淺綠到深綠，帶著稍微偏藍的色調。具刺激性的強烈口味幾乎如胡椒一般。

• 拉齊納多種羽衣甘藍（Lacinato-type kale）

這個品種又稱恐龍（Dinosaur, Dino）或托斯卡（Tuscan），其葉子狹窄多皺而深綠，附著在硬梗上，具有較強烈的口味。

• 第一羽衣甘藍（Premier kale）

這個品種因其暗綠色平滑扇形邊緣的葉面而容易辨識；口味豐富。

• 紫色羽衣甘藍（Redbor kale）

視覺上令人愉悅，帶摺邊的葉子從深紅到紫色，有時帶著綠色的色調。這和其他種類的羽衣甘藍一樣可食，並可用來做為點綴在花園中或餐盤上的裝飾。

羽衣甘藍可像任何綠葉蔬菜般生吃、於攪拌機中打成泥再加到果昔中、與不同主菜一起烹煮，或是加到湯裡。羽衣甘藍很容易料理，可和大蒜一起以特級冷壓橄欖油拌炒，並加入其他香料調味，例如：紅辣椒片、薑、鹽及胡椒等。羽衣甘藍非常容易料理，你可以在網路上找到上千種食譜，也可自行決定要如何享用這款高營養能量食物。

羽衣甘藍的好處 & 選購與處理

羽衣甘藍的好處

★ 預防癌症。

★ 抗發炎效果。

★ 抗氧化特質。

★ 降低膽固醇。

選購與處理

★ 盡量選有機蔬菜,以避免有農藥或殺蟲劑殘留。

★ 不要選葉子發黃或變褐色的。

★ 如果要生吃,選口感柔軟溫和,葉面較小的羽衣甘藍。

★ 選取溼潤、脆、未枯萎,且無小洞的葉子。

★ 除掉厚的梗心,避免食用時口感太硬。

★ 將未洗的羽衣甘藍包覆在溼紙巾中,然後封在塑膠袋內置入冰箱。

★ 未洗的甘藍可在冰箱中保存 5～7 天。

★ 可以冷凍,但如果想保存超過六週,就要先預煮過。

8. 檸檬

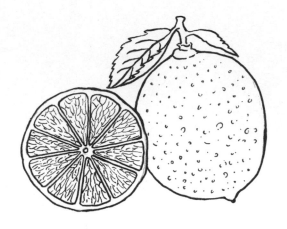

　　檸檬是柑橘家族中用途最多的果實之一。在世界各地都價格低廉又容易取得，充滿了可幫助預防及抵抗疾病的營養成分。維生素 A、B6、C、E、葉酸、核黃素（riboflavin，維生素 B2），以及銅、鈣、鐵和鎂等；這些只是讓檸檬成為高營養能量食物的多種植物營養素中的數種而已。

　　事實上，人們在傳統上讚譽柑橘中含有最高的維生素 C 含量，而檸檬則是緊追在後。每 100 公克的柑橘果肉中，含有 50 毫克的維生素 C，每 100 公克的檸檬則含有 40 毫克。

　　檸檬及其酸澀的果汁一直在各方面備受稱頌，包括降低體溫、治療感冒症狀，也有助於避免腎結石的形成。

　　檸檬水是取得檸檬果汁中營養成分的好方法，可補充水分，又可避免攝取太多熱量和碳水化合物。將半顆檸檬的果汁與一杯水混合，僅含有 7 大卡的熱量和 2 公克的碳水化合物，卻富含 10 毫克的維生素 C。檸檬水是最佳的解渴飲料並能舒緩喉嚨痛，且已被證明可抑制食慾。

　　對於那些想要促進身體排毒和加速重要酶促反應（enzymatic reactions）的人來說，檸檬就是答案。檸檬水被認為在加強肝臟的酵素功能上扮演重要的角色，可加快身體排除毒素的速率。檸檬有些微利尿功能，這表示它們會讓你排尿，這是另一種將不健康元素沖出你身體的方式。

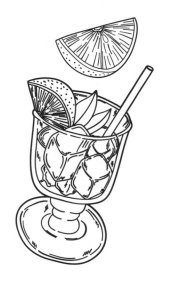

 檸檬的好處 **&** 選購與處理

檸檬的好處

★ 含有類黃酮，它含有抗氧化劑及抵抗癌症的特性。

★ 幫助預防糖尿病、便祕、消化不良、高血壓與腎結石。

★ 可治療發燒、感冒或流行性感冒。

★ 具有防腐及凝血特性。

★ 可舒緩及減輕呼吸道問題。

選購與處理

★ 若要飽含果汁的檸檬，就選輕輕擠壓時感覺皮較薄的果實。

★ 選擇就尺寸而言較重，且外皮較平滑、皮薄而結實的檸檬。

★ 避開顏色暗沉或暗黃，或外皮變硬或乾癟的檸檬。

★ 可存放在室溫下達一週；或在冰箱中可放置 2〜3 週。

★ 將用剩的檸檬整顆冷凍，可讓它們更多汁。

9. 扁豆

同類夥伴：黑豆、綠豆、菜豆、白腰豆、大豆

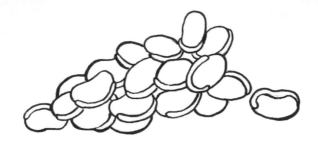

要找營養高手，就要找多功能的扁豆了。它屬於豆科類植物家族，家族內包括了豆類（大豆、菜豆／腰豆、鷹嘴豆、白腰豆、四季豆／敏豆、黑豆、蠶豆等）、花生和豌豆。豆科類指的是種子生長在莢中的植物。扁豆帶著堅果般的口味及萬用性，好吃又方便，是健康聖品。

扁豆裡塞滿了養分。從八千到九千年前起，它在中東就是必要的食物，傳統上是和大麥與麥子一同食用的。印度的傳統食品「豆泥糊」（dal）使用扁豆為主要材料，是素食者的支柱。

扁豆飽含蛋白質，有助於改善心臟的健康、消化狀況和糖尿病，以及避免動脈粥狀硬化。扁豆同時具有纖維質和多種維生素，特別是維生素 B 群，如葉酸。扁豆也富含鐵，對血中血紅素的製造十分重要。

世界上有許多扁豆品種。最常見的包括褐扁豆、黃扁豆、綠扁豆、紅扁豆和黑扁豆。它們不只顏色不同，在口味、尺寸及使用的方便度上也不相同。不同的食譜會需要用到不同種類的扁豆，最常見的種類通常很容易在大多數的店內找到。

扁豆不只便宜，料理起來也相對較快與容易。不管是要做湯、沙拉或是包在食物中，你都可購買到預煮好的罐裝扁豆，或袋裝的乾燥扁豆，然

後依照食譜來準備。

　　一般來說，扁豆只需煮 20 ～ 30 分鐘，但實際烹煮時間可依照你打算怎麼做來調整。和一般認知不同的是，扁豆並不需要浸泡，小心不要煮過頭，否則會讓扁豆變得黏糊糊的。

　　罐裝蔬菜多半會失去大量的營養價值，相較之下，罐裝扁豆和乾扁豆幾乎毫無損失。就如同任何罐裝蔬菜，購買時要確保是低鈉處理的。為了本套計畫的目的，這些都得是未添加任何人工製品和糖的有機品。

扁豆的好處 & 選購與處理

扁豆的好處

★ 非動物性蛋白質的良好來源。

★ 穩定血糖。

★ 降低膽固醇。

★ 富含纖維質。

★ 維生素 B1、B5、B6、B9 的良好來源。

★ 銅、磷、錳、鐵、鋅和鉀的良好來源。

選購與處理

★ 如果購買罐裝，選擇低鈉的。

★ 買整袋裝或從散裝的籃子內選購。

★ 若要有更多選擇性，試試異國食材市場或食品雜貨店。

★ 以密封容器盛裝乾扁豆，使其遠離熱氣和溼氣。

10. 堅果與種子

杏仁、腰果、胡桃、松子、開心果、南瓜子、
葵花子、核桃

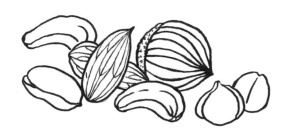

堅果不只是好吃又方便的點心，還充滿了很多可促進健康的天然養分。

例如，全球疾病負擔研究（Global Burden of Disease Study）對曾發生過的死亡原因做過最全面的系統性分析。

這份研究結合了來自五十個國家，超過三百個機構，將近五百位研究人員的努力。除此之外，它也研究了「哪些食物加到飲食中可以救命」。

研究人員計算出，吃更多的堅果有可能救到二百五十萬人。計算結果也指出，未吃足量的堅果與種子，是世界上造成死亡與失能的第三大飲食風險。

堅果的種類多達五十種以上，形狀、大小及顏色都不相同。我們絕大多數人只吃過屈指可數的種類。因此，你可能會懷疑哪一種是最健康的。

核桃好像把其他種類都推出檯面。它有最大量的抗氧化劑和 Omega-3 脂肪酸含量，尤其是只能在植物中找到的 α- 亞麻酸（alpha-linolenic acid）。在實驗室的研究中，核桃在抑制癌細胞的成長方面，擊敗了其他堅果。

杏仁會受歡迎，也不是沒有原因的。它不只是在口味上廣受喜愛，同時也充滿了養分。每盎司（約 28 公克，大約 23 顆杏仁）載滿了 6 公克的

蛋白質、4 公克的纖維質，以及維生素 B2、E，和鈣、鎂、鉀。

胡桃不只是美國南方口味。它們可輕鬆地為各式菜色增添風味，同時含有超過二十種維生素與礦物質的養分，包括維生素 A、B9、E，以及鈣、鎂、磷、鉀和鋅。每盎司含有將近 3 公克的蛋白質和 3 公克的纖維質。

堅果與種子的好處 & 選購與處理

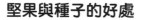

堅果與種子的好處

★ 蛋白質與纖維的良好來源。

★ 含精胺酸（L-arginine），有助於改善血管的健康。

★ 含數種維生素，包括維生素 A、B 群和 E。

★ 含有保護心臟的 Omega-3 脂肪酸。

★ 可降低飢餓感，是無人工成分的最佳點心。

★ 很容易找到和攜帶。

選購與處理

★ 烤過的堅果通常加了很多鹽調味，因此要選擇無鹽或少鹽的種類，來避免高鈉含量。

★ 帶殼的堅果可在涼爽乾燥處保存 6 ～ 12 個月。

★ 堅果醬放在冰箱內保存較好，如果油水分離了，只要攪拌均勻就可以使用。

★ 天然的堅果醬會油水分離，那些以奶油狀保存良好的堅果醬，可能是添加了糖或其他添加物。

★ 從散裝的籃子中選購，因為放在其中的堅果及種子被選購得比較快，也比較可能是新鮮的。

★ 以攝氏 121 ～ 149 度在平底鍋內烘烤堅果。

來自堅果的油很健康且容易使用。杏仁、榛果、夏威夷豆、花生、胡桃、開心果及核桃是其中數種。每一種都具自己的風味，比其他種類的油脂更快也更容易變質。不過，關鍵在於它們主要都含有對心臟友善的不飽和脂肪。不像椰子油，它被多數人認為健康，卻富含人們需要少量攝取的飽和脂肪。

堅果與種子及它們的油，是淨化二十清單中最有用的部分品項。它們可被當成點心吃，也可以加進各種料理中，包括沙拉、湯或早餐穀物等。它們非常容易攜帶、保存及取得。

購買時，要確認選擇的是未添加糖或人工成分的生堅果。有些可能略帶點鹽，那是沒關係的，只要看看成分表，確認鈉的含量是每份少於 140 毫克就可以。

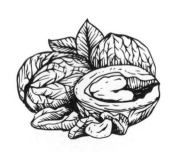

11. 燕麥

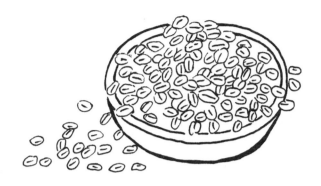

　　燕麥不只被認為是對身體好又容易讓人飽足的東西，也是世上最健康的穀物之一。祖母在我們踏入寒風刺骨的秋冬清晨之前，會強迫我們吃下一碗熱騰騰的燕麥粥，是有道理的。燕麥粥含有可溶性膳食纖維，不會真的讓你吃到撐，但可以讓你維持較久的飽足感。不到一杯量的燕麥粥所含的纖維量，就有這樣的好處。

　　在早期，燕麥不只餵養人類，也餵養動物。一六〇〇年代初期，歐洲移民將燕麥帶入北美；它們被加進傳統的粥、布丁及各式烘焙食品中，還被用來餵養馬匹。

　　燕麥粥是真正的全穀物，含有穀物完整的三個部位（麩皮、胚乳、胚芽），因此很健康。它充滿營養，包括纖維質、蛋白質，維生素 B1、B7（生物素，又稱維生素 H），銅、鐵、鎂、錳、磷和鋅。燕麥片經過愈少的處理，就含有愈高的蛋白質量。刀切燕麥（steel-cut oats）每 1/4 杯（未煮）含有 7 公克的蛋白質；而傳統燕麥（rolled oats，處理較多的），每 1/4 杯（未煮）含有 3 公克的蛋白質。每 1/4 杯所含的纖維質量，依所用的燕麥種類，從 2 公克到 4 公克不等。

　　由於架上通常有多種燕麥可供選擇，你可能會為了要買哪一種而感到困擾。以下是快速指南。儘管這些燕麥的形狀、口感及烹煮時間都不同，但它們都是全燕麥，而且營養成分都差不多，只有會在所含的纖維質及蛋白質量方面有一些不同。

• 去殼全燕麥粒

就燕麥而言是最完整的形態。不能吃的穀物殼已被去除，所剩下的就是去殼後的穀粒。這類燕麥要花最長的時間烹煮，在一般雜貨店內不常看到。比較常在健康食品商店購得，但大多數的食譜並不會使用這種燕麥。

• 刀切燕麥／愛爾蘭燕麥片

此種類的作法是，在處理去殼全燕麥粒的過程中，使用銳利的鋼鐵刀刃將全穀粒切成數片。（注意不是熱壓滾〔rolled〕，而是切碎。）切碎後，這些燕麥看來就像米一樣。它們煮起來比去殼全燕麥粒要快，因為水可以更輕易地滲透進這些較小的顆粒中。不過它們仍需要花 20 ～ 30 分鐘烹煮，而且需要翻攪。或許比多數人習慣烹煮燕麥粥的時間更久。

• 蘇格蘭燕麥片

這類燕麥片與刀切燕麥片很相似，但不是以鋼鐵刀片切割，而是以石磨來處理，將之研磨至非常細的顆粒。烹煮時間與刀切燕麥差不多，但用它煮成的粥會比較像奶油狀。

• 傳統燕麥片（一般種類，又稱為老式燕麥〔old-fashioned〕）

製法是將去殼全燕麥粒蒸熟後，將之捲成薄片。呈現扁平、不規則的圓形，且略帶紋理。因為它們具較多的平面，比刀切燕麥更容易煮熟。可吸收較多水分，烹煮過程中形狀不會改變。

• 傳統燕麥片（快煮或即食）

這是三種主要燕麥中，經過最多道處理的。製法是預煮、乾燥，然後經捲動再壓平，會比一般傳統燕麥更薄。

燕麥是多功能的穀物，可以被使用在多種料理中。例如：將之煮熟成早餐穀片、加到果昔中、放在蘋果中烘焙（172 頁食譜），或做為自製餅乾的材料。你可以找到許多種早餐、午餐及點心食譜，來好好運用這種健康又結實的穀物。

燕麥的好處 & 選購與處理

燕麥的好處

★ 具大量纖維（特別是 β- 葡聚醣〔beta-glucan〕）。

★ 錳、硒、磷和鎂的來源。

★ 富含維生素 E。

★ 抗氧化劑的來源。

★ 壞膽固醇含量較低。

★ 有助於控制血壓。

★ 可降低罹患第二型糖尿病的風險。

★ 有助於降低罹患冠狀動脈疾病的風險。

★ 降低罹患大腸直腸癌的風險。

選購與處理

★ 選擇能與你的烹煮時間吻合的燕麥種類。

★ 加到麵糊或麵團中，製作成馬芬蛋糕及麵包。

★ 想要準備奶油般的麥片時，改使用牛奶而不是水。

★ 可用來取代食譜中的白麵包碎屑。

★ 放在密封容器中，存放在乾燥陰涼處。

12. 藜麥

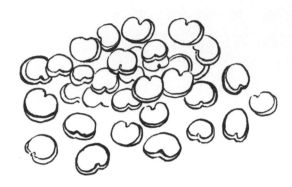

藜麥是一種可食的植物種子，來自莧科家族，學名是 *Chenopodium quinoa*。它可以回溯至上千年之前，估算大約從西元前三千年，在南美洲安地斯山脈就很受到歡迎。

藜麥在印加帝國（Incan Empire）時代是人們的主食，這多半是因為它能存活於不同天候之下的能力。無論是大太陽、幾乎不降雨、高海拔、零下的氣溫、不良的土壤等，耐性強的藜麥植物都承受得住。

就方便性與傳統而言，藜麥被歸類為穀物，與米、麥、燕麥、粗玉米粉（cornmeal）、玉米、大麥等類似。穀物又被稱為「禾穀草」（cereal grasses），人類將其植株的澱粉粒當成食物。就植物學來看，藜麥不是真的穀物或禾穀草，而是屬於與草極為不同的植物亞綱。事實上，研究人員稱藜麥為「偽穀物」（pseudo cereal），因為它雖然不是真的禾穀草，卻可以如穀物般輕易地被磨成粉。

另一個藜麥常被歸類成禾穀草的原因是，它常被依類似的方式烹煮及食用。它有著脆脆的口感、堅果般的口味，而且無麩質，這一點對麩質或麥敏感的人來說很重要。

藜麥是高營養能量食物，被許多人認為是超級食物。它含有大量的纖

維質、蛋白質、錳、銅、磷、鎂和維生素 B 群。這些只是其中一部分。它同時還含有葉酸、鐵、鋅、鈣、維生素 E、抗氧化劑，以及有益心臟健康的脂肪如 Omega-3 脂肪酸，和單一不飽和脂肪酸。其豐富的養分中最特別的是蛋白質的量及品質，這是許多穀物在營養成分上的缺點。

藜麥含有完整的蛋白質，即包含所有九種身體無法自行製造，需從食物中攝取的必需胺基酸。很少食物能包含完整的蛋白質，因為多數食物都會欠缺一種或多種必需胺基酸。

與穀物製品相較之下，藜麥具有重要的高蛋白質與碳水化合物比例，被認為非常有益處，以致美國國家航空暨太空總署曾表示：藜麥是適合長程太空飛行的理想食物。藜麥的蛋白質品質，與牛奶中備受尊崇的酪蛋白相似。

從營養成分的角度來看，藜麥也被認為是全穀物，因為整顆穀物是完整的，而且三個必需部分都未被去除。當整顆穀物受到精製、處理或研磨時，即表示此三部分中的一部分或多個部分會被去除或改變；不幸的是，這樣就去除掉重要營養成分，降低了營養價值。

藜麥的種類有上百種，店中最常見的是被稱為「象牙藜麥」的白色藜麥，以及紅色藜麥。專家注意到這兩者的營養成分幾乎沒什麼不同，不過在烹煮方式上就有所不同。白色藜麥最溫和，最不脆，最快煮熟。黑藜麥比較脆，需要煮比較久。紅藜麥則介於兩者之間。

藜麥有許多健康益處，包括降低罹患第二型糖尿病、心臟血管疾病、肥胖、結腸癌及高血壓的風險，因為被認為有助於阻止這類疾病的抗氧黃酮類化合物「槲皮素」（quercetin，又稱槲黃素）和「山奈酚」（kaempferol），在藜麥中的含量很豐富。藜麥充滿抗發炎的營養成分。實際上，有些動物實驗檢視了這些成分的抗發炎作用，結果看來深具希望，有可能降低脂肪組織和腸道內膜的發炎程度。將藜麥所能提供的益處考量進來，它絕對會被包括在淨化二十清單中。

藜麥的好處 & 選購與處理

藜麥的好處

★ 纖維質和蛋白質的來源，同時也是銅、葉酸、鐵、鎂、錳、磷和鋅的來源。

★ 含有槲皮素，這是一種強力的多酚抗氧化劑。

★ 有助於降低血糖。

★ 無麩質。

選購與處理

★ 如果打算在烘焙時使用，選擇藜麥粉或藜麥片。

★ 白藜麥的烹煮時間最短，具最溫和的口味。

★ 避免使用微波爐來烹煮，因為很難煮得均勻。

★ 選擇預先洗好的，以省時省工。

★ 即使買預先洗好的，自己也要再洗過，確保洗掉所有的皂苷（saponins，表皮外部的化合物，會形成臘質保護層）。

★ 烹煮時，用兩杯水對一杯藜麥，煮熟後要再燉煮。

13. 海鮮類

鱈魚、蟹、大比目魚、龍蝦、牡蠣、鮭魚、鱸魚、蝦、鮪魚

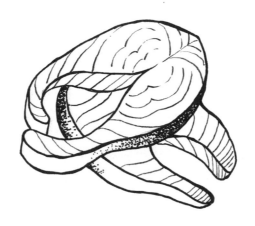

　　每當談到世上最健康的食物種類時，海鮮類無疑地會被列在其中，特別是魚類。魚類富含蛋白質、維生素 D、B2，鈣、磷、鐵、鋅、碘、鉀、Omega-3 脂肪酸，以及其他營養成分，以相對低廉的價格和熱量，裝滿了整桶我們需要的健康元素。

　　魚類有多營養？美國心臟協會建議民眾每週至少吃兩次。魚類能降低血壓，降低罹患心臟病或中風的風險，並保持我們頭腦的健康。

　　Omega-3 脂肪酸是人體必需的，而在魚類中含有兩種：二十碳五烯酸（eicosapentaenoic acid，以下簡稱 EPA）和二十二碳六烯酸（docosahexaenoic acid，以下簡稱 DHA）。Omega-3 脂肪酸可在多種魚類中找到，但多油脂的魚類中含量特別高，如鮭魚、鮪魚、鯡魚、沙丁魚、鱒魚和牡蠣。

　　我們的身體可以製造 Omega-3 脂肪酸，但不足以滿足人體的需求，因此需要從食物中取得。

　　儘管有太多種魚類可以檢視，但有五種受歡迎的魚，不只在美食的角度上勝過多數魚種，也含有足量的營養成分，牠們是：

• 鮭魚

世上最健康的魚種之一，大多棲息在北大西洋和太平洋。它充滿維生素 B3、B6、B12、D，以及硒、Omega-3 脂肪酸、蛋白質和磷。這種魚類美味又多油脂，是世上最受歡迎的種類之一，只要是在賣魚的地方幾乎都可以找到。鮭魚的種類很多，但重要的是牠們都富含可促進健康的營養成分，有助於預防疾病、改善瘦肌肉組織、增強免疫系統。

• 鱸魚

牠和鮭魚並列為世界上最受歡迎的魚種之一。這種精瘦的海水魚，適合很多種烹煮法。不同種類的鱸魚會有不同的風味，但牠們通常都是適度結實的瘦肉，常被切成小到中等薄片，口味細緻。

「鱸魚」是一個使用在不同品種魚類的通用名詞；嚴格來說，多數根本不是鱸科。部分最常見的種類包括：黑鱸魚（black sea bass，又稱鱸滑石斑、花斑）；藍點鱸魚（blue spotted sea bass），實際上是石斑（grouper）；智利鱸魚（Chilean sea bass），實際上是巴塔哥尼亞齒魚（Patagonian toothfish）；歐洲鱸魚（European sea bass）；巨型鱸魚（giant sea bass），實際上是石斑；白鱸魚（white sea bass），實際上是黃花魚（croaker），又稱太平洋犬牙石首魚。鱸魚提供各式各樣的營養成分，最顯著的是蛋白質、維生素 B6、D，以及磷、硒和鎂。

• 大比目魚（halibut）

這是瘦肉魚，白肉，溫和帶甜味。魚的切片偏大，肉結實，口感柔嫩。比目魚性喜處於較深的海底，大多是在太平洋沿岸，從北加洲到白令海（Bering Sea），以及從日本到俄國的海岸。種類包括大西洋大比目魚、加洲大比目魚、格陵蘭大比目魚、太平洋大比目魚；這些是最常出現在店鋪中的。大比目魚的飽和脂肪含量低，是蛋白質、維生素 B3、B6，以及鉀、磷、硒的良好來源。

● 鮪魚

無論生魚或罐裝魚都容易處理及購買，鮪魚因此成了最多樣化的魚種。品種包括長鰭鮪（albacore）、黃鰭鮪（yellowfin）、黑鰭鮪（blackfin）、藍鰭鮪（bluefin，又稱黑鮪魚）和正鰹（skipjack）。鮪魚充滿了營養成分，

海鮮的好處 & 選購與處理

海鮮的好處

★ 蛋白質的豐富來源。

★ Omega-3 脂肪酸的豐富來源。

★ 維生素 D 的豐富來源。

★ 維生素 A 的豐富來源。

★ 有助於降低罹患心臟病和中風的風險。

★ 保護腦部免受年齡相關的退化所影響。

★ 改善皮膚及頭髮狀況。

★ 在養分比例中，熱量的占比較低。

選購與處理

★ 選「野生捕抓」為最佳首選。

★ 找「桿釣」（pole-caught）或「線釣」（line-caught）的魚。

★ 養殖魚不是那麼好，但可以選擇「負責任養殖場」（Responsibly Farm Raised）養的魚。

★ 選擇整齊堆疊在足量乾淨碎冰上展售的魚。

★ 若在烹煮前會先存放，將之包在塑膠袋內，然後放入密封袋中。

★ 全魚在冰箱內可保存達兩天，魚片和魚排則可保存 1～2 天。

★ 煮冷凍過的魚時要小心，因為很容易煮過頭。

★ 可考慮罐裝魚，但最好確認是「野生」、「桿釣」或「線釣」。

包括維生素 B3、B12、B6、D，以及蛋白質、硒、磷、鉀和碘。

　　鮪魚是最常見的罐裝魚肉，全年都購買得到。白鮪魚（"White" tuna）是指長鰭鮪。白肉鮪魚（"Light" tuna）則有正鰹、黃鰭鮪、大目鮪（bigeye），或是這三種魚的組合。白鮪魚中含有幾乎三倍的 Omega-3 脂肪酸；但要小心，它也有將近三倍的汞含量。包裝在水、蔬菜湯或「天然汁液」中的鮪魚，熱量比以油包裝的鮪魚低，而且口味較溫和。

● 鱈魚

　　愛魚者的最愛，是海鮮餐廳的固定菜色，全年都可供應，因此極為方便，易取得，且相對便宜。牠在太平洋和北大西洋生長，口味溫和，是不想吃紅肉但想取得蛋白質者，最佳的替代品。

　　你可以使用烤箱、火爐或燒烤架來烹煮鱈魚，其溫和的口味包容了香料和其他一起烹煮的材料，以及盤中的其他食物。鱈魚通常是用油炸方式烹調，如果你曾吃過因為英國勞工階層而知名的傳統食品「炸魚薯條」，那麼你就嚐過了最知名的鱈魚料理。

　　在其美味之外，鱈魚也擁有可觀的營養含量，包括蛋白質，維生素 B12、B3、B6，碘、硒、磷、膽鹼，還有一些 Omega-3 脂肪（但不如其他魚種多）。

　　要辨識及選購新鮮的魚，本身就是一種技藝，但瞭解一些基本知識是很重要的。如果是買整隻魚，要從眼睛看起，確保眼睛是明亮而清澈的。魚的眼睛會愈來愈暗淡，所以眼睛暗淡的魚可能已經過了最佳狀態。不管是整隻魚或是切片魚肉，你所要買的魚是閃著光澤，或帶著金屬外觀的。避開那些有暗沉或脫色斑塊的魚。魚的鰓可以告訴你很多事。確認魚鰓帶著健康、鮮豔的紅色。最後是魚的味道，如果聞起來真的就像「魚」（fishy）一樣，就是有問題，不要買。新鮮的魚聞起來會像乾淨的水一樣。

　　若要買一片切好的魚肉時，要注意的地方就有些不同了。觸摸魚肉後，

肉應該要回彈。色澤要均勻，不要有任何地方是嚴重變色的。聞聞看確認無魚腥味，最完美的是帶鹹味或海草香。別害怕詢問魚販，魚是何時送到的。確保魚是整齊堆放在厚厚的冰上展售。

關於魚在哪裡養殖或捕捉才是最好的，一直受到很多討論。可能會有整本書在討論這個議題，所以我會試著給你非常簡潔的指南。

1. 野生捕抓的魚永遠是最好的。野生的魚一直在天然的環境中生存與游動，未受到任何干擾。如果包裝上未提到魚的生長狀況，就詢問魚販。

2. 養殖的魚較次於野生魚，是另一個最常見的選擇；但即使如此，還是可以區分成兩種。
   (1) 水池養或籠養：魚是被關在封閉的大型區域中，無法自在游動。牠們有時會被餵食不健康的食物，可能包括荷爾蒙。
   (2) 開放水域籠養或網養：魚是被關在有範圍限制的環境中，但此環境是一片開放水域，水可穿越過籠子或網子，廢物及污染物可自然流出魚所處的環境。

3. 確認養殖魚產的標籤上提到無抗生素或荷爾蒙，養殖場是低密度（不擁擠）的圈養或水池；魚被餵以較天然的飼料，未以合成除草劑處理。

4. 一般大原則：如果看不懂標籤，詢問魚販上述問題。

❥

關於魚和汞的警告。有些魚含有大量的汞，此成分如果在體內累積到足夠量，可能會危及神經系統的健康。但這絕不是建議你要避開魚的藉口，而是要有智慧地選擇。實際上，根據 2015 年美國農業部美國人膳食指南（Department of Agriculture's Dietary Guidelines for Americans）的發表，「就大多數野生捕捉和養殖的魚種來說，遭受汞或有機污染的風險，都無法超

越攝取海鮮的健康益處」。以下提供各魚種的汞含量。

美國食品藥物管理局和環境保護局（EPA）說，多數女性和孩童應避免食用汞含量最高的前四種魚類。其他人則應每週攝取少於 24 盎司（約 680 公克），不過這是絕大多數人都吃不到的量。

 各魚種的汞含量

 蝦、扇貝、沙丁魚、野生及阿拉斯加鮭魚、牡蠣、烏賊、吳郭魚

 大西洋黃魚、大西洋鯖魚、鯰魚、鱈魚、蟹、螯蝦、比目魚、黑線鱈、烏魚、鱈魚、鱒魚、罐裝白肉鮪魚。

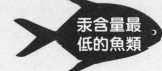 石斑、智利海鱸、鮭魚（bluefish）、大比目魚、裸蓋魚（sablefish，俗稱黑鱈魚）、馬鮫魚（Spanish mackerel）、新鮮鮪魚（除了正鰹魚以外）、罐裝白鮪魚（長鰭鮪）。

 旗魚、鯊魚、鯖魚、海灣馬頭魚（Gulf tilefish）、馬林魚（marlin）、深海橘鱸（orange roughy，又稱大西洋胸棘鯛）。

14. 南瓜類

同類夥伴：紅蘿蔔、小黃瓜、茄子、歐洲防風草、櫛瓜

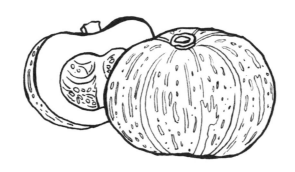

　　南瓜類（squash）在數萬年前，被中美洲人歸類為葫蘆科屬植物。以身為作物「三姊妹」（玉米、豆類和南瓜類）之一聞名的南瓜類，受美洲原住民所種植，是早期美洲飲食中的主食。

　　它們和瓜類（melons）及黃瓜隸屬於同一種家族。「南瓜類」是一個相當廣泛的稱呼，囊括了數種被稱為疏菜的種類（雖然就植物學來說它們是水果），像是櫛瓜和南瓜（pumpkins）。這是世界上易取得的、最多樣化的蔬菜，南瓜類不只是味道好，也具備了很多種促進健康的養分。

　　南瓜類有很多種，但主要是兩種族群，分為夏南瓜和冬南瓜。它們的名稱從很早以前就因為只能在一年中的當季種植而定。如今這兩種南瓜全年都可以取得。

　　兩者主要的差別在於，夏南瓜在採收時仍然幼嫩；而冬南瓜則要等到成熟後才採收。夏南瓜的外殼柔軟，肉色淺，口感柔嫩。冬南瓜外殼較硬實，肉色深，口感較硬，帶種子。夏南瓜需要盡快處理和食用，這也是為什麼它們通常會被加進麵包或湯裡，蒸煮或快炒。冬南瓜可在正確狀態下存放達一個多月，另外，它們通常是被煮成湯、烘烤或快炒。

　　夏南瓜最棒之處，在於它大多是水分，也就代表熱量相對較低。它很容易烹調，口感溫和，而且會吸取同鍋食物的油或香料的味道。

　　夏南瓜的品種有很多，有櫛瓜、黃色彎頸南瓜、黃色直頸南瓜、扁圓南

瓜。部分常見的冬南瓜有胡桃南瓜、橡實南瓜、古巴瓜、扁南瓜和日本南瓜等。

　　南瓜類不如清單中的其他食物那般，是高營養能量食物；但它仍是優秀的成員。

　　夏南瓜和冬南瓜都含有多樣的養分：維生素 C、B6、K、A，銅、錳、鎂和葉酸。它們也含有纖維質，有助於改善消化問題，並藉由降低膽固醇以預防心臟疾病。這些因素讓它們成了促進健康食物清單的好夥伴。

　　另一個入選的原因是：它們的熱量相對於其他含相同成分的食物來說特別低。煮過的一杯夏南瓜切片，僅有 36 大卡；冬南瓜每杯則含有約 76 大卡。

　　南瓜是一種被人們低估的食物，但許多主廚都會跟你說它有多好煮，而且是烹煮其他食物時的最佳佐伴。南瓜可以拿來炒、烤、搗成泥（pureed）、水煮、磨成泥（mashed）和蒸煮。它幾乎可為所有菜色增味，也可自成一格，端賴你選擇的烹調方式而定。只需一點點橄欖油和香料，就可以將此葫蘆屬植物轉變成美味料理。

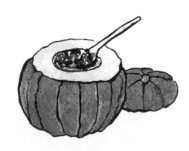

南瓜的好處 & 選購與處理

南瓜的好處

★ 養分對卡路里的比例非常高。

★ 透過鎂和鉀，可改善心血管健康。

★ 透過高含量的維生素 A，可改善肺部健康。

★ 藉由抗氧化劑和維生素，促進免疫系統。

★ 富含纖維質及維生素 B 群，有助於調節血糖。

★ 因 Omega-3 脂肪酸和類胡蘿蔔素而具有抗發炎特性。

選購與處理

★ 買夏南瓜時，選較小的果實，外皮顏色淺，無變色或損傷。

★ 夏南瓜最好吃的是小到中的尺寸（7 英吋，約 18 公分，或更小）。

★ 南瓜要選飽滿，梗端新鮮而綠的。

★ 冬南瓜要選與同尺寸蔬果相比，較沉重的。

★ 冬南瓜最好是帶梗，渾圓而乾，未變黑或有塌陷。

★ 選擇色澤飽和而深的冬南瓜。

★ 冬南瓜的外皮應該要暗沉粗糙（如果很光滑，就可能是太早採收了）。

★ 夏南瓜要儲存在冰箱保鮮盒中，而不是塑膠袋內。

★ 冬南瓜可存放在涼爽乾燥處達三個月。

★ 切過的南瓜可存放在冰箱中達七天。

15. 番薯

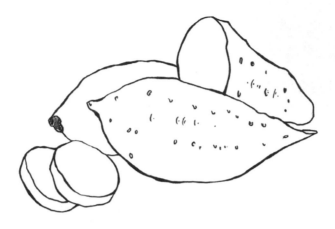

　　儘管這個橘肉根莖類蔬菜通常是因為能讓派餅變得美味而受到稱讚，但它們也提供了豐富的營養成分。番薯被認為是在數千年前源自中南美洲，生長形態類似藤蔓，開著白花。我們所吃的部分是該植物的根部。

　　除了最常見的橘肉外，番薯還有許多種類，包括黃肉、白肉、紫肉和粉紅肉。根據克利夫蘭診所（Cleveland Clinic）的資料，紫肉種富含可抵抗疾病的抗氧化劑。橘肉和黃肉種含有最多的維生素 A。

　　番薯比馬鈴薯含有更多的營養成分。不只是有全部的維生素（特別是 A、B 和 C），還有較低的升糖指數（glycemic index, GI），這代表它們不會那麼快就提高體內的血糖濃度。這大多是源自番薯的錳含量，因為錳會幫助身體處理碳水化合物。番薯和它們較蒼白的手足一樣，大多是不含油脂的，含有較低的卡路里。除了含有抗氧化劑外，番薯也有著抗發炎的特性，對整體健康有益處。

　　番薯和山藥（yam）之間的差異很容易被搞混。這兩者有時看起來跟吃起來都很像，但它們是兩種不同的植物。山藥沒有橘肉的，一般都是白肉或紫肉。山藥多半有著深色的粗糙外皮，有時看來毛絨絨的。它們屬於澱粉類，口感比番薯要乾很多，也沒那麼甜。番薯常被誤認為是山藥，大多數標示著「山藥」的蔬菜，實際上都是番薯。若是橘肉的，很明顯是番薯，它們的外皮較平滑，通常帶著紅褐色調。

番薯很容易烹煮，可以使用多種方式料理。水煮和烘烤是最常見的方式。它們可以被磨成泥，切成塊狀來烘烤、油炸，或加入砂鍋和甜點裡。（參見第 206 頁烤番薯條食譜）。你不必是受過訓練的廚師，就可以用番薯做出許多好吃的料理，食譜中包含的材料不多，也不需要費太多工夫。

就番薯或山藥哪個較健康的排名結果，各有千秋。番薯的熱量較低，1/2 杯的量為 76 大卡；相較之下，山藥則為 116 大卡。番薯所含的碳水化合物較少，但山藥的含糖量較低。山藥含 25% 以上的纖維質及較多的蛋白質，也含有比較多的鉀。不過，番薯則有比較多的維生素 A。番薯和山藥都很營養，所以選哪邊都不會錯。

番薯的好處 & 選購與處理

番薯的好處

★ 維生素 A 的豐富來源。

★ 維生素 B6 的良好來源。

★ 硫胺素（維生素 B1）、菸鹼酸（維生素 B3）、核黃素（維生素 B2）的來源。

★ 非常好的維生素 C 來源。

★ 鉀的良好來源。

★ 含纖維質。

★ 類胡蘿蔔素的良好來源。

★ 含蛋白質。

選購與處理

★ 確認它們的重量與大小相符。

★ 選無霉斑、無瑕疵或無發芽的。

★ 外皮應要緊緻，無皺紋。

★ 確認觸感是緊實的。

★ 它們應該被存放在涼爽乾燥處，但不要放進冰箱。

16. 番茄

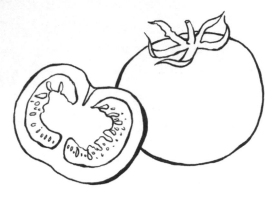

　　這種多汁的水果——是的，番茄是水果而非蔬菜——它的確是一種世界各地各種不同料理所不可或缺的、真正的超級食物。它是一種容易種植且生長快速，價格不高又值得信賴的食物來源。它們的顏色是包含了許多營養成分價值的好指標。

　　番茄所含的一系列營養成分十分驚人。它們含有大量的維生素 A、C、K，和大量的維生素 B1、B3、B6、B9。好像這樣還不夠驚人似的，它們還充滿了纖維質和蛋白質，以及鉀、銅、鎂、磷、錳和鉻（chromium）。它最具代表性的促進健康能力，在於四種被認為可預防疾病的抗氧化劑：α-胡蘿蔔素、β-胡蘿蔔素、葉黃素及茄紅素。

　　胡蘿蔔素是橘、黃、紅色素的複合物，人體無法自行合成，只能透過飲食獲取。這些複合物有益於我們的健康，有助於保護視力和對抗對人體細胞的傷害。自然界中含有超過 750 種天然胡蘿蔔素，而番茄就擁有最有效的四種：茄紅素、β-胡蘿蔔素、葉黃素和玉米黃素。β-胡蘿蔔素是一種受到仔細研究的抗氧化劑，它會被轉化成維生素 A（視黃醇〔retinal〕），對皮膚、視力、黏膜和人體免疫系統的健康是必要的。

　　茄紅素近來得到了很多關注，人們也已經對它的健康益處做了深入的研究。它是一種胡蘿蔔素，被認為具有很強的抗氧化能力。據信茄紅素有助於預防攝護腺癌；有些研究報告指出，它具有潛力可幫助降低罹患胰臟癌的風險。

一項研究發現，當番茄與較健康的油脂如橄欖油或酪梨油共同食用時，人體對茄紅素的吸收效率會超過兩倍以上。

番茄的好處 & 選購與處理

番茄的好處

★ 維生素、礦物質和抗氧化劑的豐富來源。

★ 預防並對抗攝護腺癌、子宮頸癌、胃癌和直腸癌。

★ 降低壞的低密度脂蛋白膽固醇濃度。

★ 降低罹患心臟疾病風險。

選購與處理

★ 番茄的植物營養素在調理成醬汁或糊狀時，會更集中且更具生物有效性（bioavailable，又稱「生物利用度」〔bioavailability〕，指身體的吸收程度）。

★ 不要選購冷藏展示箱中的番茄。

★ 將番茄保存在室溫中。

★ 盡量選鬆鬆地擺放展示的番茄，而不是選盒裝的，這樣你就可以好好挑選。

★ 選擇飽滿沉重的番茄，外皮平滑、無破裂或撞傷。

★ 番茄聞起來要新鮮，帶著一點土地的味道。

★ 如果打算馬上使用，只購買完全成熟的番茄。熟番茄很柔軟，可承受壓力。

17. 火雞肉

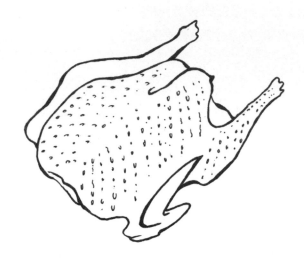

　　沒有什麼比一隻躺在忙碌的餐桌正中央、填滿餡料的肥美火雞，更能與感恩節相提並論的了。雖然火雞是節慶大餐的主角，但牠也是一年中任何時間的最佳選擇。火雞肉口感溼潤，充滿蛋白質（僅次於牛肉，和雞肉一樣）、維生素和礦物質等多種營養素。

　　火雞肉提供強力的營養成分組合，包括維生素 B2、B3、B5、B6、B12，還有鐵、磷、鉀、鋅和硒等礦物質。硒很值得一提，因為火雞肉中的硒含量很高，對於維持正常的甲狀腺和免疫機能是極為必要的。

　　火雞肉可分為兩種：雞胸肉和深色肉。口味及顏色不只是這兩種肉的唯一差異。顏色較淡的雞胸肉，熱量和脂肪量較低，蛋白質含量較高。不過，深色肉含有較多的維生素和礦物質。無論何者，都要盡量避開雞皮，因為皮含有大量的脂肪，攝取時會大幅增加熱量。

　　不管是當成午餐肉、用在砂鍋中，或單純切片當晚餐吃，火雞肉都是最佳的選擇。你可以買絞肉回來，將之揉成肉丸，加進香腸或漢堡肉中。盡量選購新鮮的火雞肉，因為熟食肉品、熱狗和培根中加工過的火雞肉，通常含有大量的鈉。如果要買冷凍包裝好的火雞肉漢堡，一定要查看營養成分表，因為內容物可能滿滿都是添加的鹽和其他防腐劑。

很多人認為只要是火雞肉的製品，自然會比較健康。但不是如此。製造商仍然會添加各式各樣的成分，造成脂肪量、卡路里和鈉的增加。這就是為何閱讀成分標籤，永遠是做更健康選擇時的關鍵。

　　坦白說，火雞肉不是你在感恩節大餐後昏睡的原因。肉裡面所含的色胺酸（tryptophan）才是罪魁禍首。這種胺基酸是大腦化學物質血清素（serotonin）的前導素，血清素與放鬆和睡眠相關。不過，單就一份火雞肉的色胺酸含量，還不足以讓你昏昏欲睡。事實上，幾乎所有肉類都含有不同程度的色胺酸。

火雞肉的好處 & 選購與處理

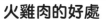

火雞肉的好處

★ 高蛋白質。

★ 低脂。

★ 硒含量豐富。

★ 維生素 B5、B6、B12 的來源。

★ 菸鹼酸（B3）的來源。

★ 膽鹼、磷和鋅的來源。

選購與處理

★ 要選最健康的，購買有機或牧場飼養的火雞肉。

★ 找柔軟的肉。

★ 確認完全煮熟（肉裡面的溫度達攝氏 74 度以上）。

★ 生火雞肉可在冰箱存放 2 ～ 3 天。

★ 熟火雞肉可在冰箱保存 4 ～ 5 天。

★ 如果購買處理過的肉品，記得查看含鈉量。

18. 全穀麵包
發芽穀物（**sprouted grain**）、斯佩爾特小麥（**spelt**）

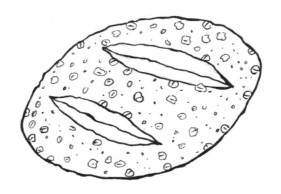

對很多人來說，生活中幾乎不能沒有麵包。在某種形式來說，麵包幾乎是人們每一餐都會攝取的食物。麵包永遠不會被歸類在超級食物中，但它也具備合宜含量的營養價值。這當然要取決於你選的是哪種麵包。

簡單來說，在接下來的二十天內，你只需要考慮兩種麵包：百分百全麥和百分百全穀。白麵包和白麵粉完全不在選項內。

麵包是單純由麵粉製作出的產品。如果是白麵包，就是使用白麵粉。如果是全穀麵包，使用的就是全穀麵粉。白麵粉和全穀麵粉都來自同樣的來源，即全穀麥仁。

白麵粉是脫除了穀物三部分中的兩個部分：麩皮（穀物的外皮）和胚芽（種子發芽的部分），這兩個部分含有維生素 B 群、E，蛋白質、抗氧化劑、健康脂肪及纖維質等營養素。麥仁中剩餘的胚乳在處理過程中被打碎，最終被碾磨和漂白，所以看起來是白色的。

全穀麵粉也經歷同樣的過程，但穀物三部分都被保留。（參考第 57 頁燕麥）這也就是為何你要選購百分百全穀或百分百全麥的麵包。「百分百」就是說麵包中所使用的穀物是完整的。如果包裝上說「全穀」，它實際上說的是麵包含有部分全穀，但不是所有穀物都是完整的。它可能在全穀中也含有精製的穀物。

就連你常在雜貨店中看到的百分百全穀和百分百全麥麵包,也會含添加糖。查看營養成分表,你會看到糖被列在成分表的靠近表頭處。在接下來的二十天,你要遠離添加糖,因此這會有些棘手。盡你最大的可能去找到未添加糖的麵包。這可能很不容易,但有些特殊的店舖會販售含糖量極少的全穀和全麥麵包,含量大約 1 ~ 3 公克。如果你在常去的店內或是正在旅行,無法找到低糖麵包;那麼你可以買含有較多糖的、最普遍的麵包。除了一條切片的麵包,你還可以選擇皮塔餅、酸麵包(sourdough)、麵包粉(breadcrumbs)和英式馬芬蛋糕。

全穀麵包的好處 & 選購與處理

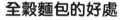

全穀麵包的好處	選購與處理
★ 提供全穀物所有的健康益處(參考第 57 頁燕麥)。	★ 確認標籤註明「百分百全穀」或「百分百全麥」。
★ 促進健康的腸道功能。	★ 閱讀包裝標籤,來確認未添加糖或人工成分。
★ 有助於維持健康的體重。	★ 確認「全穀」或「全麥」是包裝上成分表的第一項。
★ 有助於降低罹患心臟疾病的風險。	★ 裸麥麵包通常不是百分百全穀麵包。
★ 與以精製麵粉或添加營養的麵粉所做的麵包相比,更慢被人體吸收。	★ 「百分百天然」的標籤等於什麼都沒說,別被騙了。

如果你在選購麵包時是依顏色來選取，就要多加小心，因為你看到的褐色，可能源自製作過程中添加的糖或糖蜜。製造商深知許多人都認為褐色麵包等同健康，所以添加這些人工成分，再以健康的名義行銷這些產品。

　　裸麥麵包（rye bread，又稱黑麥麵包）是這類令人疑惑的明星。看看包裝上成分表中的第一項，通常會是「未經漂白及添加營養的麵粉」。但就算是深色，看來健康如裸麥一般的麵包，你還是要以成分中的「百分百」來辨別。

　　命名法會有誤導性。只因為標籤上說「多種穀物」或「七種穀物」，不代表它就是完全的全穀麵包。「多種」表示有「許多」，所以這個標籤只是說麵包內含有許多種穀物，不表示這些穀物未經加工和精製。「七種穀物」的標示也是如此。它只表示麵包中含有七種穀物而已。沒什麼大不了。標籤上根本沒說是「全穀物」還是「精製穀物」。

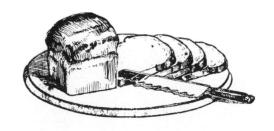

19. 全麥義大利麵

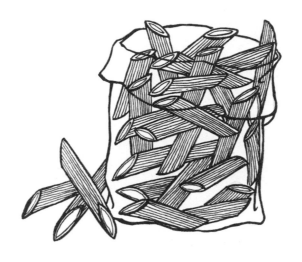

　　白義大利麵在人們的美食意識中是如此根深柢固，讓人一想到要烹煮褐色義大利麵加肉丸和番茄醬料，無異於在褻瀆它。但人們的頭腦與味覺已然開放，而全麥義大利麵在店內架子上愈來愈多，是有原因的。

　　全麥義大利麵更健康，當你把它與醬料、香料一起料理時，幾乎無法分辨出它是白色或全麥義大利麵。

　　白義大利麵和全麥義大利麵的主要不同點，在於麵粉是如何處理及製造的。全麥麵粉包含了穀物營養豐富的三部分（麩皮、胚乳、胚芽）。白麵粉則是經過精製過程，麥仁中的麩皮和胚芽被去除，只留下胚乳。

　　有時候製造商會將被去除的營養成分添加進去，像是鐵和維生素 B 群，因此你會在包裝上看到「營養添加」的字樣。但就算營養成分被添加回來了，白義大利麵還是遠不如全麥義大利麵及其未經精製的全穀力量。

　　零售商和製造商比較喜歡白義大利麵，因為它的可銷售時間比較長，這表示它比較不容易變質，也可以賣更多商品給消費者。

　　全麥義大利麵有很多種類可供購買。大麥、糙米、蕎麥、玉米、法老麥

（farro）、卡姆麥（kamut）、小米、燕麥、藜麥和斯佩爾特小麥等，都是用來製造義大利麵的全穀物種類。由於供應量較大，因此可找到各種不同形狀的全麥義大利麵，從領結麵、長麵條，到扁平細麵條和波紋貝殼麵等都有。

選購全麥或全穀物義大利麵時，不要只看麵條的顏色做選擇。選擇褐色的義大利麵，是一個好的開始，但仍要查看成分表來確認「全」（whole）這個字是出現在列表內每種穀物的前方。

全麥義大利麵的好處 & 選購與處理

全麥義大利麵的好處	選購與處理
★ 含全穀三個營養豐富的部分。	★ 在成分標籤中的穀物名稱前，尋找「全」（whole）這個字。
★ 含有大量維生素 B 群，以及銅、鎂和錳等礦物質。	★ 商品品牌名聽起來健康，不代表就是健康，還是要讀標籤。
★ 比白義大利麵含有更多的纖維質和蛋白質。	★ 菠菜和番茄義大利麵不一定是全穀，仍然必須要標示「以全穀製成」才行。
★ 有助於降低易罹患糖尿病和心臟疾病的風險。	★ 有機義大利麵不一定是全穀，要仔細讀標籤。
	★ 尋找全穀協會的標記。
	★ 要比白義大利麵多煮 2 ～ 3 分鐘。

術語會騙人，所以要小心注意。標籤說「多種穀物」只代表義大利麵是用一種以上的穀物製成而已，並不代表所用的穀物是全穀。如果標籤說「百分百麥」，代表麵條中只含有麥的麵粉，但不代表麵粉是全麥製成的。當看到「使用全穀物製成」，它真正的意思只是說「有些麵粉是全穀物麵粉」，但通常這類產品含有較高比例的精製麵粉。

在選購全麥義大利麵時，會看到許多你需要小心的語詞。「有機」是好的，但它不等於全穀。「蔬菜義大利麵」也是好的，但不代表它們就是全穀物義大利麵，你還是要細讀標籤。

確認你買到好東西的最簡單方法之一，是找非營利全穀委員會（Whole Grains Council）的黑色與金色標記。第一個標記表示每份至少含有八克全穀；第二個標記表示商品含百分之百全穀，所有的穀物都是完整未經精製的。

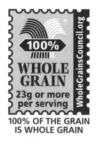

100%
全穀

每份含 23 公克
或更多
100% 的穀物是
全穀

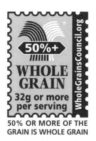

50%+
全穀

每份含 32 公克
或更多
50% 的穀物是
全穀

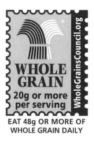

全穀

每份含 20 公克
或更多
每日吃 48 公克
或更多全穀

20. 優格

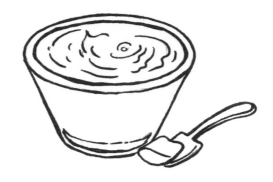

　　幾乎所有食品商店的奶製品區都有大量優格產品。這是有原因的，因為優格非常健康美味，是大多數飲食的主食。

　　優格的主要成分是牛奶，所以它的營養很豐富。每一匙都可以獲得動物性蛋白質（大約每 6 盎司〔約 171 公克〕含有 9 公克的量），還有維生素 B2、B12，鈣、鎂、磷和鉀等營養素。

　　許多優格品牌（非全部）同時也含有益生菌（probiotics），它被認為是攝取後對健康有益處的友善活菌。人體的消化系統原本就含有上百種細菌，對維持腸道的健康非常重要，也有助於消化過程的正常功能。

　　在發酵過的奶製品如優格中的兩種主要益生菌為乳酸菌（lactic acid bacteria）和比菲德氏菌（又稱雙歧桿菌，bifidobacteria）。如果優格有經過巴氏殺菌消毒法（熱處理），益生菌就已經被殺除，無法提供任何健康益處。因此，如果你想要的是益生菌所能提供的好處，就要選取活性菌（active or live cultures）。

　　除了幫助消化，益生菌對健康的好處還有：降低膽固醇、改善消化乳糖的能力、製造維生素、強化免疫力和減輕便祕狀況。

　　優格同時含有反芻類動物反式脂肪（ruminant trans fats），這也被稱為「乳製品反式脂肪」（dairy trans fats）。它們與那些該極力避免的加工食品中的人造氫化反式脂肪，非常不同。動物實驗顯示，這類天然的乳製品反式脂肪應該具有健康益處，但和人類相關的研究目前尚無結論。

架上的優格品牌與處理方式有許多種，因此要說哪種最健康是很困難的。答案不是如你期望般的直截了當。因為這完全取決於你所要找的是什麼。

　　一開始最好的目標是希臘優格和一般優格。就整體的效能來說，希臘優格是贏家，因為它有較低的膽固醇、較少的糖、較低的碳水化合物量、更多蛋白質和較少的鈉。低脂或脫脂的優格通常含較少的脂肪和更多的鈣，儘管它比希臘優格含有更多的膽固醇，分量仍舊算是非常低的。

　　糖會是很多優格品牌的問題，而這也是你應當考量的。有些優格每份含有 30 公克的糖，這代表了 7 小匙的糖！許多品牌有低糖和低鈉的選擇，而且仍含有足量的蛋白質和鉀。

　　在乳製品區仔細挑選吧，選擇對你最好的營養成分組合和口味，然後再放心購買。

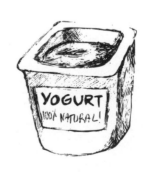

優格的好處 & 選購與處理

優格的好處

★ 不昂貴的蛋白質和鉀的來源。

★ 含益生菌的優格可幫助消化系統及促進免疫系統。

★ 有助於預防骨質疏鬆症。

★ 有助於降低高血壓的風險。

★ 到處都找得到,而且非常容易攜帶。

★ 可增加飽足感。

選購與處理

★ 如果在意卡路里,就選擇低脂或脫脂的。

★ 確認糖含量不超過 10 公克。

★ 不要選購含有水果的優格,以降低糖含量;食用時再自行添加新鮮水果。

★ 查看營養成分標籤,選擇含有維生素 D 的優格。

★ 若要獲得益生菌的好處,找標籤上標示「生菌」(live cultures)或「活菌」(active cultures)或兩者都有的。

★ 添加半小匙磨過的亞麻籽到優格中,可獲得大約 3 公克的纖維和 2 公克健康的 Omega-3 脂肪酸。

★ 可加到果昔中,讓口感更滑順。

★ 與新鮮水果一起吃時,是方便又營養豐富的點心,可一次獲得纖維質和蛋白質。

Part II
飲食計畫

淨化二十
基本原則

chapter 3

淨化二十的設計是要盡可能易懂及多樣化。我不期望你到食品商店內把錢花光，只為了找到清單中的品項。我也不期望你們在接下來的二十天內，把自己鎖在房子裡，只為了能完全控制飲食環境，並希望所有的營養成分都能進到你的食物中。你要去工作，上餐廳，搭飛機；你還是需要吃，不要覺得自己只是稍微修改計畫就會變成罪犯。要記得，淨化二十的目的在於讓你的身體重新感受純淨飲食的奇蹟，同時讓你的器官可以從占據了商店和餐廳的加工食物中休息一下。

純淨的食物和食譜不一定會無聊或索然無味，雖然它會讓人聯想到未加料的雞肉和混合的萵苣生菜。事實上，純淨飲食可以很美味，也讓人開心。加工食品裝滿了許多添加物和人工調味劑，而天然香料和純淨的調味品能大幅提高料理的風味，並刺激你的味覺。我們已經習慣了加工食品，因此需要再度重新認識天然食物的真實風味。所以，請你在食材上花一點時間慢慢來。生吃或加香料，這就是接下來二十天中會發生的事。

我不喜歡規則。光是想到這個字，就會讓我大翻白眼，想反叛它，也覺得厭煩。大多數人也不喜歡被告知要做什麼和不能做什麼，以及能吃什麼和不能吃什麼。但為了要在接下來的二十天內讓效果最大化，並重設你的經驗，我製作了指南以便讓你握有成功的最佳機會，能持續進行符合計畫的整體任務。

在過去幾年間，我學到了沒有任何的章節或書籍可以回答所有可能的問題。當你以為所有的基本問題都有解答了，有人就會找到從來沒被提過的主題或角度。我不完美，這套計畫也不是完美的。不過，透過以下的指南和基本常識，在接下來的二十天應該會對你發揮作用。

本套計畫成功的關鍵，絕對是在事前的計畫和準備中。花一點時間想想接下來的數天會是怎樣：你會吃哪種餐點，又要在哪邊吃。如果你要去旅行，將之加入考量並想想旅程中的食物會是什麼樣子，並依此制訂計畫。

❶ 乳製品是好東西

乳製品近來受到許多打擊，我認為那是不公平的。有時飲食的時尚對我們的好處來說太過新潮了。

「不要乳製品」的潮流情緒，大多是錯置的，這對許多人來說會很危險，因為乳製品提供了對人們整體健康來說相當重要的營養成分。鈣、鉀、維生素 D 和蛋白質，是這些營養成分之首。

乳製品是我們飲食中主要的鈣質來源，我們需要用它來架構並維持強壯的骨骼和牙齒。鉀是生命的必需營養素。心臟的每次跳動都要靠鉀，鉀有助於觸發心臟的跳動和將血液擠壓到整個身體內。鉀也有助於肌肉的動作、神經的電流傳導、腎臟過濾血液，以及血管維持血壓。維生素 D 可維持體內有適量的磷和鉀；而這也就是為何在架構及維持骨骼和牙齒的健康上，它是個重要的成分。它同時也在肌肉功能和保持免疫系統的健康上，扮演重要的角色。

乳製品如優格、牛奶和起司（鈣、維生素 B12 和鈉最佳來源），充滿了許多讓人們保持健康的營養成分。有些人可能對乳糖不耐（乳糖是在牛奶或其他乳製品內所含的糖），因此需要對攝取的乳製品格外小心，但絕大多數人沒有這個問題，因此可獲得乳製品所提供的豐富而簡單的益處。

❷ 不要喝酒

酒不是惡魔，但它的確不是這世上最健康的東西。如果要吃得純淨，就不要對肝臟施加超過必要的壓力，特別是它一直都在進行把毒素從血液中排清這個艱難的工作。

是的，紅酒因為含有白藜蘆醇（resveratrol）這種抗氧化劑而對健康有益；但喝太多紅酒和其他酒類，會對身體增加重擔，並阻礙身體進行其他許多更重要的功能。如果你還是想找白藜蘆醇，有其他的選擇，你可以在葡萄、花生、藍莓、蔓越莓和開心果中找到。

❸ 不要喝汽水

這是計畫中最大的一個「不」。雖然很多人都喜歡汽水的滋味，但它絕對沒有任何營養價值。滿滿的糖、人工甘味劑、添加物和其他神祕的化學物質，就像在喝冒著氣泡的毒藥一般。

如果汽水是你常喝的，光是將之戒除，就足以讓你煥然一新。有成千上百的人不是寫信給我，就是親口對我說，當他們把汽水從飲食中去除後，就完全改變了身體的狀況。

如果真的想要感受碳酸氣泡的口感，可以試著在氣泡水中擠入新鮮的柑橘果汁。這不完美，但至少有幫助。

❹ 只喝新鮮榨取的果汁

有一種東西叫做天然糖。在新鮮榨取的果汁中的糖，來自大自然的創造。是的，它還是糖，而且是的，它也含有熱量；但是，跟著糖一起來的東西就大有不同了。

我稱之為「糖糖包」。維生素及礦物質和其他植物營養成分，跟著新鮮果汁中的糖而來，對促進人體的健康非常重要。若要吃糖，至少順道攝取一些營養成分。其中一個訣竅就是，如果可能的話，選擇尚未過濾果肉和果皮的現榨果汁，因為那裡面含有很多營養成分。

要小心標籤。為了淨化二十的目的，不要選任何濃縮果汁，或任何大品牌宣稱是「百分百的果汁」。你要找的是標明「新鮮現榨」和註明「不加糖」的。成分表中應該只列出取自水果的果汁或是水果和水，不該有其他的了。

❺ 無限量的水

水是地球上最帶有魔術般天然健康奇蹟的一種東西。它占了我們身體的 70%，雖然不含那些在食物中找得到的營養成分，對人類的存在卻是必要的。

水不含熱量，可以使肌肉充滿活力，讓皮膚看來良好，幫助腎臟排除廢物，並幫忙維持正常的腸道功能。

大多數人喝的水量都不足夠，但在接下來的二十天內，你將會發現好好補充水分會對身體及細胞帶來什麼感覺。只因為喝水後感覺解渴了，不代表你喝的水量就足夠了。

在接下來的二十天，每天要喝八到十杯的水。不要喝含有添加人工甘味劑或化學物質的水。如果要喝氣泡水，完全沒問題。如果你想在水中加入現榨的新鮮柑橘汁，也沒有問題。讓你所補充的水分保持天然和充足，身體會很感激你。

❻ 不要加糖

儘管糖經常遭到詆毀，而且理由正當，但它仍舊在我們體內扮演了重要的角色。葡萄糖（糖）其實是第一名的大腦能量來源。葡萄糖是人體的肌肉，以及每天每一秒中數百萬個細胞代謝的重要能量。但若我們攝取了異常數量的糖，就會損害了我們的健康。

添加糖是最大的罪魁禍首，也就是那些在餐桌上加到食物裡的糖，或製造商在烹煮或處理食物時加入的糖。

在接下來的二十天，我們會把身體從所有這些額外的糖中解放，你會注意到自己的活力程度、放鬆情況和情緒上的不同。頭幾天可能會具有一些挑戰性，但你的身體是一部很容易適應的機器，會重新配置，讓你在短期內不會再想吃甜的東西。

❼ 不加人工甘味劑

這應該毫無疑問，但往往還是要再說一遍。「人工的」是接下來二十天內的禁忌文字。雖然這些甘味劑不含任何卡路里，但它們的好處也就這麼多而已。科學家們針對人工甘味劑提出了各種疑慮，從增加代謝症候群的風險，到增加你對更甜的東西的喜好或導致上癮。

竭盡所能地避免它們，並仔細閱讀標籤，因為製造商在為商品的標籤註明這類東西時會十分狡猾，讓這些成分很難被辨識出來。

❽ 水果和蔬菜是朋友

你可能會陷入找不到清單中食物的狀況。這不是問題。你可以吃任何一種水果或蔬菜，就算它們不在清單中也一樣。你可以將它們拿來生吃或煮熟後食用。但如果要吃熟食，除了用橄欖油及一點香料外，就不要再加任何東西了。你可以隨心所欲地加入各式各樣的水果和蔬菜，就算超出這二十種也沒關係。這些強力飲食對純淨飲食來說是絕對必要的！

❾ 不要加麩胺酸鈉（味精）

麩胺酸鈉（monosodium glutamate）是一種鹽形態的麩醯胺酸（glutamate，又稱谷氨醯胺）。雖然麩胺酸鈉可自然生成於食物中，如番茄和起司，但現在多因商業因素而在實驗室中合成。合成的麩胺酸鈉在世界各地被當成口味強化劑來使用，通常加在罐裝蔬菜、湯、加工肉和中式餐飲中。雖然美國食品藥物管理局將之歸類為食品成分，稱其「一般認為是安全的」；它仍是許多食物的爭議處。

關於麩胺酸鈉反應有許多傳聞報導，包括頭痛、心悸（快速而顫動的心跳）、噁心、胸痛、虛弱和盜汗。如果這些反應真的是因麩胺酸鈉而產生的，那麼它們都會是溫和而短暫的。美國食品藥物管理局要求含有麩胺酸鈉的食物，需在包裝上的成分標籤將之註明為「麩胺酸鈉」（monosodium glutamate）。

❿ 不要油炸

我們不想把大自然中純淨又能促進健康的食物所擁有的好處毀於一旦。但油炸食物所做的就是這件事，而且與我們的任務背道而馳。的確，油炸食物對某些人來說很好吃，但好好調味後的燒烤、烘焙及熱炒食物也很好吃。食物在炸過後，因為會吸收油中的脂肪，而帶有更多的熱量。

你可以用橄欖油來烹煮，因為它相當健康，而且可增加食物中的營養價值。不過，此處的烹煮指的是快炒或其他迅速的處理方式，不會讓食物受到長時間的高溫包圍，因為那就等同是油炸。

⑪ 不要白麵粉

麵粉就是一個將原本具有完整營養又能促進健康的東西毀之殆盡的完美例子。全麥穀仁通常是用研磨或加工處理（精製）並拆解成小片。在多數情況下，加工過程會將整個穀物的三部分（麩皮、胚乳、胚芽）完全分離。

白麵粉只用了三部分中的胚乳，將其他兩部分丟棄。基本上，這表示身體會將白麵粉當作澱粉類來處理，效果就如同吃了精製糖一般。

全麥麵粉在處理過程中，會將胚乳與麩皮和胚芽結合在一起。儘管全麥麵粉絕對比較營養，它還是經過精製的。

在你此生中很難不碰到麵粉，因為它在我們的食物中是如此普遍；但在接下來的二十天內，我們將盡可能地降低攝取量，盡量不去碰它，以便給過度工作的腸道一點喘息的機會。

⑫ 小心使用調味品

番茄醬、芥末醬、美乃滋和莎莎醬都可以使用，但有一個重點：番茄醬、美乃滋和莎莎醬都必須是自己做的，以避免吃下過度加工處理的東西（參見第 231、232 及 235 頁食譜）。美乃滋無法保存超過 20 天，最多只能保存一週，所以你會需要製作好幾次。

芥末醬若沒用到加工成分，會比較難製作，做出來的成品也會跟你習慣的味道相當不同，因此這可以購買現成的。你可以找到幾個有機品牌的芥末醬，其中不含糖或其他人工成分。查看商品背面的標籤並研讀成分表，以確保它符合淨化二十基本原則。

⑬ 罐裝和冷凍食物是被允許的

你可以使用這些商品，但它們必須是純淨的。它們不可以含有人工成分，而且必須是包裝在水或天然的汁液裡。盛裝在水中的罐裝鮪魚是完全可被接受的，有機冷凍蔬菜和水果也是可以的。任何罐裝或冷凍食品，都要小心鈉含量，因為其中的鈉含量通常會比較高，因此要選擇低鈉的。

在對冷凍產品嗤之以鼻之前，你應該要知道在店裡所選購的新鮮水果和蔬菜，可能不如看起來那般的新鮮。

事實上，很多產品在釋出零售前，都會保存長達數週。部分水果和蔬菜在存放一週或數週後，可能會損失達 75% 的特定營養成分。它們的外觀可能看來新鮮，但由於水果或蔬菜在採摘後，酵素（又稱酶）依然持續作用，因此內部的劣化（又稱降解）一直都在進行著。

如果要購買冷凍產品，請找經過「快速冷凍」的產品。這表示它們是在採收後迅速被冷凍，因此仍保有田野間新鮮的味道，並確保它處在熟成高峰以及含有最高營養成分濃度（較少的卡路里，更多的營養）。

⑭ 有限度地使用沙拉醬

接下來的二十天內最好能自己製作沙拉醬，作法不是很困難。不過如果你一定要買現成的，就要選有機、無添加糖，也無人工成分的。確認醬料是脫脂或低脂，也要把標籤看清楚，因為製造商習於添加糖到這些沙拉醬中。

最好的方法就是自己做沙拉醬，使用到的材料不多，也不會花太多時間。試試第 233 和 234 頁的簡單食譜，你就不用再擔心在店裡找不到適合的沙拉醬了。

如何實踐
淨化二十

chapter 4

這個計畫是要讓人開心的，其中充滿了冒險、淨化和便利。有二十種主要的食物可在這二十天內食用，也有許多點心組合讓你在前往更健康的旅程中可以享用。淨化二十就是簡單。跟著這些食物走，讓它們帶來極大的能量、更佳的營養密度（很多的營養，很少的熱量），以及讓身體有最佳表現的更好燃料。

　　本計畫所精心挑選的食物，是為了能提供最大的效果。不論你是純素者、素食者、肉食者、無麩質者或其他等，都可以找到足夠滿足你的選項。除非絕對必要，盡量不要動用到替代選項。如果要增加你的淨化二十食物品項，只要是符合計畫的基本原則，都可以自行加入。

　　要記得，這只是一個二十天的計畫，不要將之視為限制或為它感到沮喪。請帶著創意和開放的想法，來嘗試新的口味和食物，以及它們的組合。實際上，你可以單獨嘗試不同的食物來體驗原有的味道，以及欣賞不同的口感和風味是如何結合在一起，成為最終的料理。

　　這個計畫將會打開你的味覺，並介紹各式各樣的食材，如香料、香草和特殊食物（像是斯佩爾特麥、布格麥〔bulgur〕和藜麥），這些也許都是你從未試過，但之後發現自己很喜歡的食物。只要你能以正面的態度面對這二十天，將之視為良機，而不是過去生活型態和行為的懲罰，你就可以欣然而愉快地完成此計畫。

每日用餐計畫原則

　　每日用餐計畫的設定，是要讓你可以照著做。用餐計畫的關鍵在於你可以創造出對自己最有作用的菜單。本計畫所具有的彈性是一個重要部分。每天都會有建議的用餐選項：你可以從這些選項中選取，或是從淨化二十食物清單中製作專屬自己的料理。不過重要的是，注意餐飲的分量。「吃得純淨」的一部分在於適量攝取。盛滿餐盤、吃第二輪、吃到站不起來，這些都是讓你退步而不是推動你前進的行為。

　　若要增加你攝取食物的多樣性，重要的是不要在同一天吃兩次同樣的餐飲或組合。可能會有一、兩種食物是你會吃超過一次以上，如果是這樣，請確認這些食物是使用在跟之前不一樣的料理中。重複同樣的選項並非不好，但要記得，「吃」應該是一件有趣、充滿探索和具實驗性質的事，是發掘出新方式來滿足味覺的過程。

　　在每五天的過程中，你的目標應該是要把二十種食材的每一種都至少吃過一次。在自己的淨化二十食物清單旁做記號，以記錄下自己吃了什麼。要記得，這些食物都是因為它們對健康和味道帶來的好處而被挑選出來的。

　　開始之前，先看過整個計畫。讓自己知道要期待一些什麼，以及如何做最好的準備。你將需要做出很多選擇和決定。大原則是要選取在味道、營養價值和熱量上的最佳組合。這不是一個典型的「限制熱量」的飲食計畫；卻是一個要覺知卡路里攝取量的計畫，確保自己只吃下需要的量，而不是吃到放縱的程度。

早餐

　　這是一天中最重要的一餐，儘管如此，很多人都會跳過不吃。它就像是要出發去長途旅行前，幫車子加油和檢查油量。早餐真的是在幫你為一天做好準備，因此花點時間考慮要吃什麼，然後真的去吃，是很重要的。你不需要吃掉所有列出來的食物，但至少要吃一些。如果你不愛吃早餐，可以選清淡一點的，像是果昔或優格百匯。

午餐

午餐的用餐時間並無嚴格規定，但我建議不要超過早餐後的三小時。午餐的項目都是可以互換的。如果你在第二天看到第五天的選項中有你喜歡的，請儘管交換享用。

晚餐

試著預先思考晚餐的內容。如果要外食，想一想要去哪裡，以及那裡是否能找到你需要的食物。如果不能，就在出發之前先吃一點東西；或者如果沒有太多選項，就選純淨的沙拉。不需要吃一頓大餐，因為這是一天最後一次用餐，而你也不可能將之燃燒殆盡；確認自己吃到滿足而不是飽足。

飲料

淨化二十計畫關乎適度地為身體加油，並消除添加物和加工成分。飲料是多數人的最大弱點，因為當你想到「吃得更好」，通常只代表改善所攝取的食物。但「吃得更好」也包括你所喝的，因為飲料是隱藏危險的主要來源。添加糖、高卡路里、化學混合物、人工成分；幾乎所有市面上的飲料都裝滿了對我們有害的物質，長期下來會造成嚴重的健康問題。

因此，在接下來的二十天裡，我們會以對待加入車子的油那般對待飲料。要讓車子處在最好的工作狀態，並讓引擎及其他部分有機會發揮巔峰表現且長時間持續，我們會購買昂貴燃油。而飲料就像我們要加進身體裡的油一樣。

水對我們的生存是一個關鍵要素。它不像水果和蔬菜那樣含有養分，但我們不能沒有它，而水喝不夠也會造成嚴重的健康問題。每天你都可以隨意喝水（除非因為醫療因素，如充血性心臟衰竭或腎臟疾病末期等，被醫師限制飲水量），但至少要喝到六杯。你可以加入水果切片或擠入新鮮水果的果汁。可以喝礦泉水或蘇打水。盡可能喝乾淨的水。

雖然酒精在少量飲用的情況下不是毒藥，但它也被排拒在淨化二十計畫之外。我們要讓過度工作的肝好好休息，並讓它有機會重新聚焦於代謝身體系統內水分以外的職責。

點心

　　每日用餐計畫中的點心只是建議項目。如果你想從點心章節（第 236 頁）選取品項，那是沒有問題的。如果你想選的品項根本沒有列在本書裡，請確保它是符合基本原則的純淨點心。點心是主要的陷阱，請小心思考並保持專注。

用餐時間

　　本計畫對於何時用餐並無嚴格的規定。一般來說，早餐應該要在起床後 90 分鐘內吃，點心則是要在早餐和午餐之間。晚餐不要在睡前的 90 分鐘內吃。如果晚餐後還有一點餓，可以吃點心，但記得要選熱量在 100 大卡左右或更少的清淡點心。有一點饑餓感並不是壞事，但不應該為此吃一頓餐。水是人類的朋友，所以喝足量的水來幫助你撐過輕微的饑餓感；如果幫不上忙，就去吃一個清淡的點心吧。

替代物

　　如果有過敏問題或找不到特定的食物項目，就換成別的，但要做聰明的選擇。如果一定要換，不要用在基本原則外的不健康食物來取代。

　　你可以在任何時間吃任何餐，所以如果你想在午餐吃晚餐的菜色，或拿午餐當早餐，都由你自行決定。你也可以想一想未來要吃哪些，然後用那些餐來取代。

　　淨化二十很有彈性，可以配合各式生活型態和情境，因此你可以盡情享受吃和用餐計畫。

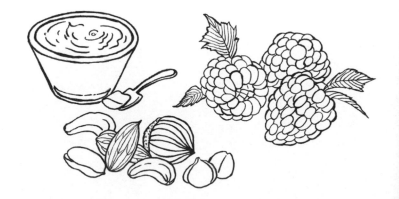

淨化二十

每日用餐計畫

chapter 5

這份用餐計畫是根據我建議的淨化二十食物清單而來。在你為自己的清單選擇食物品項後，你實際的用餐計畫看起來應該會不同於以下的計畫。要記得，你可以任意增加你的食物品項，只要新的選項符合從第 88 頁開始的淨化二十基本原則。

利用以下的用餐計畫做為範本，並及早製作自己的用餐計畫，以便知道需要購買哪些材料和嘗試哪些食譜。比方說，我的計畫中使用了羽衣甘藍葉和櫛瓜做為某一餐的蔬菜，而你可能想用胡蘿蔔和南瓜。選用你自己想要的食物品項，是絕對沒問題的，只要把我的計畫當成指南就可以了。這並不會改變計畫的有效性。

成功的最大關鍵之一在於計畫，因此多花一點時間找到自己的方向及做好準備，然後再執行計畫。

Day 1 重新設定

　　重新設定是一個極有力的經驗。所有你曾經從錯誤中學到的經驗，以及你希望之前能做出不同舉動的事，都會突然成真。

　　想像一位畫家被鎖在沒有任何繪畫工具的空房間裡。儘管他無法表達藝術家的才華，但想像力依然強大，仍舊可以在腦海裡創作出無法表達在畫布上的創作。最後在他終於被釋放出來，回到自己的畫室中時，就可以自由畫出從他腦海裡迸發的所有創作。

　　在接下來的二十天中，你就是那位有機會表達出那些在此之前可能僅存在腦海裡的想法的畫家。

　　過去的錯誤和缺點，只因為提供了背景而相關。保持正面態度，以及相信你可以做到的自信，好事就會發生。

　　人生中有些事沒有第二次的機會，但這個經驗不會是其中之一。深呼吸，振作自己，準備好進行你從來都覺得不可能的轉變。這是你的旅程，帶著最大的能量和無限的樂觀上路吧！

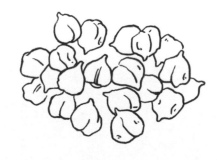

早餐 從以下擇一：
- ◆ 2 顆炒蛋，加 1/3 杯切丁的蔬菜，用特級冷榨橄欖油調理。
- ◆ 用 2 顆蛋和 1/4 杯切丁的蔬菜，做成煎蛋卷（omelet）。

配菜（從以下擇一）：
- ◆ 1 片百分百全麥或全穀麵包。
- ◆ 1/2 杯莓果。

點心 從以下擇一：
- ◆ 小黃瓜切片加鷹嘴豆泥沾醬（或從第 238-240 頁的點心清單中選取）
- ◆ 150 大卡以下的點心選項。

午餐 從以下擇一：
- ◆ 使用百分百全麥或全穀物麵包的烤雞肉三明治，加萵苣生菜、番茄和純淨美乃滋（第 232 頁食譜）或有機芥末醬。
- ◆ 羽衣甘藍或菠菜沙拉，加番茄、藜麥、小黃瓜和豆類。

點心 從以下擇一：
- ◆ 番茄切片，加少許胡椒粉或鹽，以及特級冷榨橄欖油。
- ◆ 150 大卡以內的點心選項。

晚餐 從以下擇一：
- ◆ 1 杯全麥義大利麵，加南瓜或櫛瓜切片，可加選 3 盎司（約 85 公克）的雞肉丁或魚肉丁。
- ◆ 6 盎司（約 170 公克）的烤魚，加 1/2 杯烤球芽甘藍、1/2 杯蒸胡蘿蔔。

點心
（如果想吃）
- ◆ 100 大卡以內的點心選項。

◆ 走一萬五千步。

◆ 五層樓階梯（一上一下為一層，每層應有十步以上。見第 247 頁。）

◆ 150 下開合跳（如果膝蓋不適合進行完全的開合跳，就進行不跳離地面，而是往側邊踏步的替代開合跳。不必一次做完，可將之分成數小組，像是每小組 15 或 30 下，然後一直進行到完成 150 下為止。）

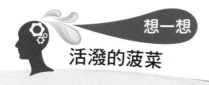

想一想

活潑的菠菜

除了絕佳的風味和多樣性之外，菠菜含有的營養成分有：維生素 A、B3、C、E、K，和鋅、蛋白質、纖維、鐵。它也含有葉酸，這是一種自然生成於許多食物中的維生素 B9，但也會以不同形態出現做為營養補充品，被稱為人工葉酸（folic acid）。

我們的身體極需要葉酸，特別是製造 DNA 和其他基因材料，以及讓身體的細胞進行分裂。醫療機構建議每日攝取量需達 400 微克（mcg）。

攝取不夠時會怎麼樣？葉酸不全症可能會促成重度憂鬱症的發展，而如果你正在服用抗憂鬱藥物，就可能會造成對藥物的吸收減少，以及對治療產生較差的反應。一杯煮過的菠菜可供應超過每日所需攝取量的一半（263 微克）。

Day 2 期望

　　若要破壞令人滿意的經驗之進展，最簡單方法之一，就是抱著不切實際的期望。期望是動機的核心。進行任務時，對結果抱著期望是正常且完全能被接受的。但當期望與實際不符之時，就會開始無效了。

　　如果一個九歲男孩勤奮地在一年間每週汗流浹背地練習棒球，然後對父母說：「我期望在十六歲時成為職業棒球員。」就可以說他抱持的是不切實際的期望。他勤加練習並使技術更臻完美，以成為更好的球員及得到成功，是一件很棒的事；但當成功的目標如此高不可攀，就沒那麼好了。

　　要是他在努力訓練七年後，高中時並沒被職業棒球隊簽下來，是不是就讓他無法欣賞自己所做的良好進展？

　　有夢很美，但如果同時具備了健全的實際性，就算未能完成美夢，依然能夠讚賞自己所完成的一切。對接下來二十天的期望，可以是讓你持續下去，促使你做出好選擇的驅動力。但要對結果抱持實際的心態，並感激自己每一次的小勝利。

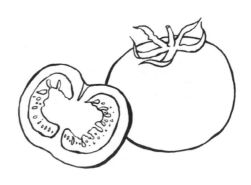

早餐　從以下擇一：

◆ 酪梨吐司、2 片發芽穀物或百分百全麥麵包，加 1/4 顆磨成泥的酪梨。

◆ 8 盎司（約 227 公克）低脂或脫脂有機希臘優格，加 1/2 杯切片草莓（或其他莓果類）、1 小匙切碎的核桃。

配菜（從以下擇一）：

◆ 1 顆水果。

◆ 1/2 杯莓果類。

點心　◆ 1/2 根黃瓜（約 8 片）及鷹嘴豆泥，或 150 大卡以內的點心選項。

午餐　從以下擇一：

◆ 使用百分百全麥麵包的鮪魚沙拉三明治（以半罐鮪魚，加 1 小匙純淨美乃滋〔第 232 頁食譜〕、1 小匙低脂或脫脂有機希臘優格、芹菜和甜漬黃瓜丁），加 1 份蔬菜。

◆ 1.5 杯扁豆湯、番茄湯、黃瓜湯或雞肉湯，加 1 份蔬菜。

點心　從以下擇一：

◆ 1/2 杯生的或煮過的蔬菜。

◆ 150 大卡以內的點心選項。

晚餐　從以下擇一：

◆ 5 盎司（約 142 公克）烤去皮雞胸肉，加菠菜和胡蘿蔔。

◆ 蔬菜料理：3 份蔬菜（鷹嘴豆、南瓜、菠菜、花椰菜）。加 1 杯煮過的藜麥。

點心
（如果想吃）　◆ 100 大卡以內的點心選項。

來運動

♦ 走一萬兩千步。

♦ 走四層樓階梯（一上一下為一層，每層應有十步以上。
見第 247 頁。）

♦ 150 下開合跳（如果膝蓋不適合進行完全的開合跳，就進
行不跳離地面，而是往側邊踏步的替代開合跳。）

♦ 三回合各 10 次的深蹲（見第 247 頁）。

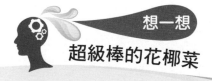

想一想

超級棒的花椰菜

鈣與強壯的骨骼和牙齒相關。醫療機構建議，17 ～ 71 歲的人，每天要
攝取 1000 微克，71 歲以上的人，每天至少要攝取 1200 微克。

每當要找高鈣食品時，多數人都會自動想到牛奶，但別低估花椰菜的
力量，它的鈣含量幾乎與牛奶相等。事實上，相關研究發現花椰菜以及深
綠葉蔬菜所含的鈣，比牛奶更容易被人體吸收。

每當提到維生素 C 時，你會立刻想起媽媽叫你喝的柳橙汁。但就柳橙
所得到的注意力來說，它們在維生素 C 的含量上，根本比不上花椰菜。這
些綠色小樹裡的維生素 C 含量，是柳橙的兩倍之多。

在生命中，若缺乏信心，就不會有可能性。不管你是相信自己可以成功在花園種好植物、降低高爾夫差點（golf handicap），或在九分鐘內跑完一英里（約 1.6 公里）；信心就是成功中那個神祕因素 X。

有時，有兩個人做了同樣的準備，有同樣的技術、欲望和機會，其中一人成功了，而另一個人卻沒有成功。造成不同結果的原因很多，但通常最終是在於一個人有多相信自己。

你在接下來的二十天懷抱這份信心，是非常關鍵的。當懷疑心滲入或阻礙擋在面前時，是信心讓你不會放棄。當第一次嘗試新計畫時，持有某種程度的信心是至關重要的。就算是帶有最佳意圖的最好計畫，還是有很多出錯的可能或讓你的努力脫軌。這也就是為何信心（是的，有時候會是盲目的信心）是如此重要的成分。

你可能無法如預期般那麼快就看到成果；但必須保持信心，相信繼續執行下去必然會有好事發生。有時我們也只剩下信心，而在所有困境環伺的最艱難時刻，要相信這個過程必然會讓你保持在成功的道路上。

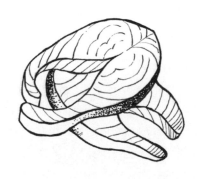

早餐 從以下擇一：

◆ 莓果果昔（第 169 頁食譜）。

◆ 蛋白歐姆蛋（2 顆蛋的蛋白，加 1/4 杯切丁蔬菜）。

配菜（從以下擇一）：

◆ 百分百全麥或百分百全穀物英式馬芬蛋糕。

◆ 1 片水果。

點心 從以下擇一：

◆ 1 條脫脂莫札瑞拉起司棒和 1 顆小蘋果。

◆ 150 大卡以內的點心選項。

午餐 從以下擇一：

◆ 巴哈沙拉（Baja salad）：4 盎司（約 113 公克）去皮烤雞胸肉，切碎；1 顆中型番茄，切丁；1/4 杯黑豆；1/2 杯酪梨丁；1 大匙切碎紅洋蔥；1 大匙香菜，1 大匙特級冷壓橄欖油；1 顆萊姆汁。翻拌均勻。

◆ 大份綠葉花園沙拉（注：材料包含綠豌豆、萵苣、嫩葉菠菜等），撒上 1/4 杯切碎的核桃和胡蘿蔔。

點心 從以下擇一：

◆ 1/3 杯日式芥末豌豆。

◆ 150 大卡以內的點心選項。

晚餐 從以下擇一：

◆ 5 盎司（約 142 公克）烤鮭魚，加 1/2 杯南瓜和 1/2 杯藜麥。

◆ 1 杯全麥麵食，加煮過的蔬菜和 3 盎司（約 85 公克）切碎的雞肉。

點心
（如果想吃）

◆ 100 大卡以內的點心選項。

來運動 ◆ 休息日（走八千步以上。）

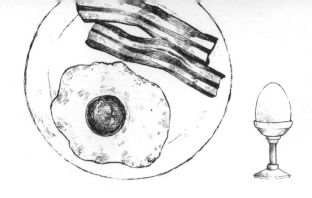

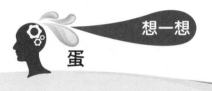

想一想

蛋

　　美國人平均每人每年吃超過 250 顆蛋是有原因的。對很多人來說，蛋不只是美味，更含有目前已知最優質的膳食蛋白質，對人類的營養來說僅次於母乳。還有其他食物含有更大量的蛋白質，但要注意品質。蛋的每一部分，包括蛋殼在內，都可以食用，也含有大量的鈣。

　　很多人會清洗雞蛋，但根據美國農業部的資料，洗蛋並非必要，因為這會增加微生物（病菌）從蛋殼的氣孔進入蛋中的風險。當母雞生蛋時，會將蛋保護在一層被稱為「粉霜」（bloom）的保護層中。粉霜會封住蛋，讓病菌不會入侵，並使水氣可以進入。

　　當你打破蛋殼，而蛋白部分看來混濁時，請別擔心。這表示蛋非常新鮮。隨著時間過去，蛋白會沒那麼混濁而逐漸變得澄清。

　　蛋黃顏色從淺到深橘色不一。這個顏色會隨母雞的飲食而改變。被餵食植物的母雞所生的蛋，會吸收較多的類胡蘿蔔素（天然色素，如 β - 胡蘿蔔素）。要記得的重點是，不管蛋黃是哪種顏色，其主要營養素和脂肪都是一樣的。

Day 4 準備

　　如果說「執行階段」是計畫成功最關鍵的部分，那麼「準備階段」就是緊接著第二重要的部分。不管是考試、一趟長途旅行，或是進行新的飲食計畫，你如何為即將到來的事做準備，對成果會有直接而重大的衝擊。

　　我高中時的棒球隊教練經常在練習時對我們重複一句格言。他稱之為五 P：用適當的準備防止不良的表現（Proper Preparation Prevents Poor Performance）。他讓我們明白：我們練習時的表現，就是我們比賽時的最終表現。所以，儘管練習時可以玩樂，但很重要的是要保持專注，並思考我們要如何應對在比賽和練習時會遇到的情境。

　　五 P 在這個將近三週的計畫中，對你的成功極為重要。如果你等到最後一分鐘，才去看你需要吃的食物或做什麼運動，那麼你很有可能不會密切地遵守此計畫，或將此計畫放進你當天所需做的事情之中。當人們開始採行新的飲食規則時，最大的陷阱之一，就在於他們往往未預先設想，然後就會發現自己處在不利於新飲食策略的環境中。

　　有句話說：「一盎司的預防相當於一磅的治療。」（An ounce of prevention is worth a pound of cure.）因此，「十分鐘的計畫可預防一小時的壓力」，你將會發現多數的成功與自在，都在於事先花上寶貴的數分鐘，來思考自己需要做什麼，以便持續進行計畫。

從以下擇一：

◆ 1 杯燕麥片加藍莓，1 小匙蜂蜜。

◆ 1 碗混合水果（蘋果、鳳梨、西瓜和橘子，切丁）。

配菜（從以下擇一）：

◆ 6 盎司（約 170 公克）低脂或脫脂有機希臘優格。

◆ 1 片水果。

◆ 1 片百分百全穀或全麥吐司。

點心 從以下擇一：

◆ 1 顆蘋果或柳橙。

◆ 150 大卡以內的點心選項。

午餐 從以下擇一：

◆ 酪梨三明治：2 片百分百全穀麵包，加 1/4 顆酪梨泥、1 盎司（約 28 公克）起司、2 片番茄切片。

◆ 蔬菜漢堡：百分百全穀圓麵包，加萵苣生菜、番茄、洋蔥，總共 5 盎司（約 142 公克）。再加小份綠葉花園沙拉（見第 111 頁）。

點心 從以下擇一：

◆ 1 根胡蘿蔔切片（或 6 根迷你胡蘿蔔），加 2 小匙鷹嘴豆泥。

◆ 150 大卡以內的點心選項。

晚餐 從以下擇一：

◆ 全麥波紋貝殼義大利麵、火雞肉丸（第 203 頁食譜）。

◆ 5 盎司（約 142 公克）烤鱈魚，加 1/2 杯白花椰、1/2 杯四季豆。

點心
（如果想吃）

◆ 100 大卡以內的點心選項。

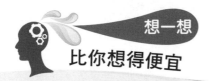
來運動

◆ 一萬四千步。

◆ 走七層樓階梯（一上一下為一層，每層應有十步以上。
見第 247 頁。）

◆ 三分鐘的慢跑拳（見第 248 頁）。

◆ 三分鐘的滑冰步（見第 245 頁）。

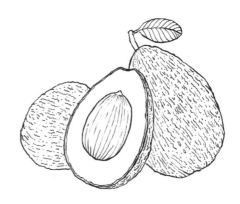

想一想
比你想得便宜

　　很多人認為農產品雖然健康，卻也昂貴。事實上，許多人都以此當藉
口，來購買更多的加工包裝食品。但先等一下。美國農業部發現，一份甜
餅（乾）和脆餅乾價格為 30 美分，但一份農產品最多 25 美分。

　　水果和蔬菜不但比沒那麼健康的食品便宜，而且具有大量纖維質，同
時能讓人保有較長時間的飽足感，不會一直想找東西來吃。

　　做計畫很簡單，照著計畫進行也很讓人興奮，把所有東西準備好，可大大提高成功的機率；分心則無法實踐目的。「保持專注」絕對沒有聽起來那麼容易；能夠抵擋讓你從成功的道路上分神的誘惑，是非常重要的。

　　每天早上，在你開始進行一天的工作前，花三到五分鐘在腦中想想這一天的活動流程，以及你要怎麼讓這一天盡可能的順利和有效率。提醒自己做出這個改變生命決定的理由，然後重新向自己承諾要盡力達到成功。

　　我觀看了 2017 年美國網球公開賽中，世界排名第一的拉斐爾・納達爾（Rafael Nadal），和排名第八十五的杜尚・拉約維奇（Dušan Lajovi ）對打的球賽。

　　球賽一開始就引人入勝，拉約維奇毫不退縮地重砲轟擊納達爾。富攻擊性、無畏、充滿腎上腺素的拉約維奇，在目瞪口呆的群眾面前擊出驚人的球並贏得球局。

　　然而，隨著球局的進行，情勢慢慢地改觀了，接著出現迅速的轉變。拉約維奇的擊球不再驚人，而納達爾終於進入最佳狀況。

　　網子兩邊是令人驚歎的專注力的對峙，在一個突然的轉折之下，拉約維奇失去了專注力，而納達爾則取得了專注力。納達爾一旦領先，就毫不猶豫地輕鬆取得勝利。這是一個任何人想要執行賽事計畫時，深具教育意義的故事。

　　有別於拉約維奇在比賽一開始時，因為腎上腺素的作用奮力向前衝而保持專注；你在這二十天內，當一開始的興奮和任務的新奇感消退後，必須持續聚焦。意志力的堅定力量會提供你抵達終點的動力。

早餐 從以下擇一：
- ◆ 烤蘋果燕麥盅（第 172 頁食譜）
- ◆ 2 片百分百全穀吐司，加有機堅果奶油和切片蘋果。

配菜（從以下擇一）：
- ◆ 2 條火雞肉培根。
- ◆ 1 片水果。

點心 從以下擇一：
- ◆ 1/4 杯核桃（或花生、腰果、杏仁、胡桃）。
- ◆ 150 大卡以內的點心選項。

午餐 從以下擇一：
- ◆ 1.5 杯番茄湯或黃瓜湯或黑豆湯、小份綠葉花園沙拉（見第 111 頁）。
- ◆ 香草烤去皮雞胸肉、綠葉蔬菜。

點心 從以下擇一：
- ◆ 8 顆黑橄欖。
- ◆ 150 大卡以內的點心選項。

晚餐 從以下擇一：
- ◆ 香草烤鮪魚排（第 214 頁食譜）。
- ◆ 全麥義大利麵和火雞肉丸（第 203 頁食譜）。

點心
（如果想吃）
- ◆ 100 大卡以內的點心選項。

來運動
- ◆ 一萬七千步。
- ◆ 150 下開合跳（如果膝蓋不適合進行完全的開合跳，就進行不跳離地面，而是往側邊踏步的替代開合跳。）
- ◆ 三分鐘原地抬腿跑步（見第 245 頁）。
- ◆ 三分鐘滑冰步（見第 245 頁）。
- ◆ 三組各 10 次的深蹲（見第 247 頁）。

　　這二十天將能清理你的身體、食物、飲料、處境，甚至包括那些妨礙你成為最好的自己的那些人。日常生活中總會有某些環境因素是我們無法控制的：天氣、你的老闆、通勤列車誤點等。但有其他事情在你的掌控之中，能夠立刻調整。

　　第一個要去除的狀況就是誘惑。把櫃子裡不屬於接下來二十天要吃的食物通通丟掉或送人。你可能會傾向於把它們留在那裡，然後向自己保證不會去碰它們。對於那些有絕對紀律和專注力的人，這可能可行；但對大多數人來說，知道那些食物就在那裡，會讓人分心，甚至會在人最軟弱時勾引人去吃。

　　第二，我們的生命中總有一些事會提醒我們，讓我們感受到各種不同的情緒。在這二十天內，你要將活力放在創造上，並活在一個正面的空間中。最後，可能會有些人或物將你拉到負面情況中。如果無法將他們完全從生命中排除，那就至少減少接觸的時間。要盡可能去除這些物件，讓自己在達到幸福和成功的路上毫無阻礙！

早餐　**從以下擇一：**
- ◆ 1 杯粗玉米粉，加 1 盎司（約 28 公克）起司（非必要）。
- ◆ 烤起司三明治：百分百全穀麵包，加 2 ～ 3 盎司（約 57 ～ 85 公克）起司。

配菜（從以下擇一）：
- ◆ 1 片水果。
- ◆ 6 盎司（約 170 公克）低脂或脱脂有機希臘優格。

點心　**從以下擇一：**
- ◆ 20 顆生杏仁。
- ◆ 150 大卡以內的點心選項。

午餐 從以下擇一：

◆ 火雞肉漢堡：5 盎司（約 142 公克）火雞肉、百分百全穀漢堡麵包，加萵苣生菜、番茄。

◆ 大份綠葉花園沙拉（見第 111 頁），加 2 小匙純淨醬料（見第 233 和 234 頁食譜）。

點心 從以下擇一：

◆ 2 小匙南瓜子或芝麻子。

◆ 150 大卡內點心選項。

晚餐 從以下擇一：

◆ 香煎香草海鱸（第 211 頁食譜）。

◆ 蔬菜或火雞肉千層麵（4 x 2 x 1.5 吋）

點心（如果想吃）

◆ 100 大卡以內的點心選項。

來運動

◆ 休息日（走八千步以上）。

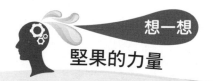

想一想
堅果的力量

　　有一份全球疾病負擔研究，其中有將近五百位研究人員參與，以及十萬份的資料來源。該研究指出，死於未吃足量堅果和種子的人，比吃加工肉品的人還多，而且人數可能會比死於使用過量快克古柯鹼、海洛因和其他非法藥物的人，多上十五倍。吃蔬菜可以救一百五十萬人的生命。

　　這份研究成果計算了來自五十個國家的各類研究資料。研究人員推測，堅果和蔬菜中促進健康的營養成分，是將它們放在飲食中後可以救如此多生命的原因。

（資料來源：NutritionFacts.org）

山姆・史尼德（Sam Snead）是最偉大的高爾夫球球員之一。不論你是否為高爾夫球迷，有個技巧可以讓你在進行任何努力時，運用在自己的生命中。

在高爾夫球運動中，擊球前的儀式是揮桿時最重要的部分之一，因為這會讓高爾夫球員鎮定下來，以準備好執行擊球動作。史尼德在被詢問到自己的儀式時，他說自己會在天空描繪出計畫擊球的畫面，然後站向前，模仿他所畫出的情況。另一位世上最偉大的高爾夫球員傑克・尼克勞斯（Jack Nicklaus）則說，他在擊球前會花點時間讓自己清楚看見擊球的動作、球的飛行路線，甚至是球落地時的反應會是如何。

你可以將這個在嘗試完成一件事之前先看見結果的過程，有效地運用在這次的淨化旅程上。

當你選擇更健康的選項並投入進行定期的體能活動時，不妨將內在和外在會發生的事都視覺化。想想你的皮膚會如何更飽含水分且瑕疵消失，你的肝再也不需要超時工作來清理血中的化學物質和毒素，肌肉增加並獲得力量，頭腦充滿有力的養分來保持健康和敏銳。

你所吃和喝的食物，會直接影響你的感受和運作，所以想像全身小小的細胞在你做出聰明的選擇之後，對於所收到的純淨燃料會感到多麼興奮。看見你所想要發生的事，這件事就會成真。

早餐 從以下擇一：

◆ 藍莓燕麥粥（第 178 頁食譜）。

◆ 熱帶水果果昔盅（將香蕉、芒果、鳳梨和杏仁奶攪打到滑順濃稠，上面添加藍莓、新鮮奇異果和桃子）。

點心 從以下擇一：

◆ 1 片水果。

◆ 150 大卡以內的點心。

午餐 從以下擇一：

◆ 1.5 杯全麥義大利麵，加日曬番茄乾、3 盎司（約 85 公克）烤雞肉條。

◆ 3 份熟蔬菜。

小菜（從以下擇一）：

◆ 1/2 杯切片水果。

◆ 1 片百分百全穀或全麥吐司，加有機果醬。

點心 從以下擇一：

◆ 1 顆水煮蛋，撒上少許鹽和香料（胡椒粉、紅椒粉等）。

◆ 150 大卡以內的點心。

晚餐 從以下擇一：

◆ 香辣烤雞（第 209 頁食譜）。

◆ 大份綠葉花園沙拉（見第 111 頁），加 1/2 杯黑豆、4 盎司（約 113 公克）魚肉切塊（可用雞肉條或火雞肉條取代）。

點心
（如果想吃）
◆ 100 大卡以內的點心選項。

◆ 一萬兩千步。

◆ 七層樓階梯（一上一下為一層，每層應有十步以上。見第 247 頁。）

◆ 200 下開合跳（如果膝蓋不適合進行完全的開合跳，就進行不跳離地面，而是往側邊踏步的替代開合跳。）

◆ 三分鐘平板撐體（不要急著一次就做完三分鐘。可以每次做 30 秒，直到做滿三分鐘為止。見第 249 頁）

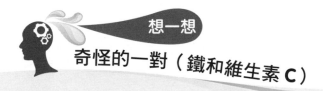

想一想

奇怪的一對（鐵和維生素 C）

正如生命中多數的事物，一組團隊的合作所能完成的事，會比個人努力所做到的更多。

若要維持健康的免疫系統和活力程度，需要鐵。鐵主要是在肉、家禽肉、海鮮、蔬菜和豆科植物中。

身體很容易從肉中吸收鐵，但要從蔬菜和豆科中吸收就沒那麼容易。這時就需要維生素 C 介入幫忙，將鐵分解成小分子，讓身體比較容易吸收。這類奇特組合的例子，包括：燕麥和藍莓、扁豆和紅甜椒，以及深綠葉蔬菜和檸檬汁。

Day 8 享受

有時我們很容易忘記生命中的本質 ── 享受。我們深陷於「做」（doing）的過程泥沼中，忘了「在」（being）的狀態，以及享受當下而不總是看著我們要去之處，有多麼重要。

缺乏喜悅的努力或結果，似乎與任務應該要如何反其道而行。達到目標是一件好事，但如果過程充滿了不愉快或感覺費力，這份勝利就縮水了。

有許多員工幸福感和生產力之關係的研究證明，若能找到那些小小的快樂，就可以持續較長久。由英國華威大學（Uinversity of Warwick）經濟學家所做的研究發現，員工幸福感可帶來 12% 的生產力增長，而不快樂的工作者會造成 10% 的生產力減少。

儘管在進行淨化二十計畫時，不必像工作那般嚴謹，但過程中還是會面對一些挑戰。在長期習慣以特定方式吃喝之下，要改變飲食並不是很簡單的事。不過在你試著遠離可能的地雷和陷阱時，重要的事是要開心，不要太過嚴肅。有時在暫時的挫折下，開心笑一笑或聳聳肩，會決定出你是要以正面態度繼續前行，還是就此永遠脫離正軌。

在旅程中會出現考驗你的狀況或時刻，建議你隨機應變並找出方法來玩得開心。正面的態度可以幫助你度過最嚴苛的挑戰。

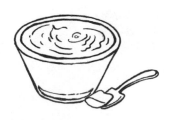

早餐

從以下擇一：

◆ 炒蛋（2 顆蛋）、番茄三明治（百分百全麥麵包，加番茄薄切片），淋上少許特級冷壓橄欖油。

◆ 早餐果昔（350 大卡以內，見第 167 到 169 頁食譜）。

配菜（從以下擇一）：

◆ 1 片水果。

◆ 1/2 杯莓果。

點心

從以下擇一：

◆ 3 杯氣爆式（air-popped）爆米花。

◆ 150 大卡以內的點心。

午餐

從以下擇一：

◆ 6 盎司（約 170 公克）烤魚，加 1/2 杯櫛瓜切片、1/2 杯羽衣甘藍葉。

◆ 1.5 杯湯、小份綠葉花園沙拉（見第 111 頁）。

點心

從以下擇一：

◆ 6 盎司（約 170 公克）低脂或脫脂有機希臘優格。

◆ 150 大卡以內的點心。

晚餐

從以下擇一：

◆ 檸檬雞肉義大利麵（第 224 頁食譜），或青醬雞肉櫛瓜義大利麵。

◆ 全麥麵製成的千層麵、小份綠葉花園沙拉。（如果找不到全麥千層麵麵條，可以試試蕎麥麵、斯佩爾特麥麵、藜麥麵或糙米麵。）

點心
（如果想吃）

◆ 100 大卡以內的點心選項。

來運動

◆ 一萬六千步。

◆ 三分鐘慢跑拳（見第 248 頁）。

◆ 三分鐘原地抬腿跑步（見第 245 頁）。

◆ 三分鐘原地跑步。

◆ 三分鐘轉身抬腿（見第 248 頁）

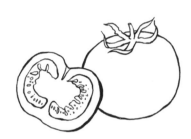

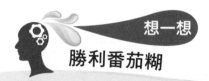

想一想

勝利番茄糊

　　番茄因為多汁的口感以及可運用於各種不同料理中，而備受世人喜愛。它們的明星營養成分是茄紅素，這是一種類胡蘿蔔素，為自然生成、可帶給水果和蔬菜紅色外觀的化學物質。它們同時被視為一種抗氧化劑（可預防及抵抗疾病），能保護細胞不受傷害。部分研究顯示，它們甚至可以預防攝護腺癌。

　　番茄和番茄糊都充滿茄紅素，一般都認為生番茄中的茄紅素會比番茄糊中的好。但並非如此。事實上，研究顯示就茄紅素的生物利用度來說，番茄糊比新鮮番茄要高。

　　要找到生命中適當的平衡點，是滿困難的。我們大多數人都要處理許多事，有時會覺得自己被那些要把所有事情全都做對、做好的壓力，逼得快要窒息了。

　　你需要學會先接受兩件事：「喜悅必須優先於完美」，以及「擁有全部，有時代表所擁有的更少」。在你朝更健康展開新旅程時，需要瞭解：在如何吃和如何運動上做出完美決定，並非必要的；事實上，完美的決定可能會與目標適得其反。

　　盡力對目標保持真誠，但要記得生命中還有很多事，都比放在盤子上和杯子裡的東西更重要。

　　有時你得要做出困難的決定。你可能會發現自己處在一個沒有好選項的食物環境，或有人在等你，而你知道這表示自己沒有足夠時間可以進行當天的運動計畫。

　　這是會發生的，而生命就是如此。你不需要怪罪自己，也不要因為無法辦到而有壓力。

　　記得要阻止自己產生焦慮的情緒。玩個樂器，讀一本書，聽聽音樂，去散步；去做你享受的事來減輕焦慮感。找到讓你前行的平衡點，盡力做到最好，將目標放在重點上。

早餐 從以下擇一：

◆ 簡易義式烘蛋（第 171 頁食譜）。

◆ 烤起司三明治：百分百全穀麵包，加 2～3 盎司（約 57～85 公克）起司。

配菜（從以下擇一）：

◆ 1/2 杯甜瓜切片。

◆ 6 盎司（約 170 公克）低脂或脫脂有機香草希臘優格，加水果切片。

點心 從以下擇一：

◆ 1 杯生或煮過的白花椰、2 小匙鷹嘴豆泥。

◆ 150 大卡以內的點心。

午餐 從以下擇一：

◆ 蔬菜或火雞肉漢堡：百分百全穀圓麵包，加萵苣生菜、番茄和洋蔥，以及自製番茄醬或純淨美乃滋（第 231 和 232 頁食譜）。加小份綠葉花園沙拉（見第 111 頁）。

◆ 蔬菜起司漢堡：百分百全穀麵包，加番茄、萵苣生菜、1 盎司（約 28 公克）起司（非必要），以及純淨美乃滋或有機芥末醬。

◆ 1.5 杯蔬菜汁、小份綠葉花園沙拉。

點心 從以下擇一：

◆ 3/4 杯蒸煮日本毛豆。

◆ 150 大卡以內的點心。

| 晚餐 | 從以下擇一：
◆ 檸檬烤雞（第 208 頁食譜），加 1/2 杯青江菜、1/2 杯紅豆。
◆ 4 份蔬菜：斑豆、白花椰、菠菜和南瓜。

| 點心 |
（如果想吃）
◆ 100 大卡以內的點心選項。

| 來運動 |
◆ 休息日（走八千步以上）。

想一想

早餐的力量

　　營養學家多年來皆宣稱：早餐是一天中最重要的一餐。對身體來說，早餐是身體在長時間未攝取養分下燃燒熱量後，重新加油和補充的重要機會。

　　雖然多數美國消費者以早餐開啟一天，但根據市場研究公司 NPD 集團最近所做的一份食物市場研究指出，十人中有一人，或說共有三千一百萬人不吃早餐。

　　18 ～ 34 歲男性不吃早餐的發生率最高（28%），而 85 歲以上成年人不吃早餐的發生率最低。在孩童裡，隨著年紀增長，不吃早餐的發生率也隨之增加；其中 13 ～ 17 歲的發生率最高（14%）。

Day 10 組織

　　光是「組織」這個詞，就會讓人感到焦慮和恐慌。它會讓人聯想起費力與耗時，還有看不出什麼效果。但組織的好處有很多。一想到就去做，以及在任何情況下自在做出決定，這樣的自發性很令人興奮。但不管這有多自在，都是有代價的。如果你沒有事先對未預期的狀況做出準備，成功的機會就減少了。在這二十天內，好好組織你的生命，能幫助你組織好飲食和運動計畫，這不僅可給你更好的成功機會，也讓完成的過程沒那麼艱難。你可以試試以下三件事來獲得立即的好處：

❶ 清理多餘物品

　　一週一次或數次整理實體物品，不管是衣櫃、地下室儲藏空間或櫥櫃。將你不需要或不用的物品清理掉，有助於理清思緒和專注力。確保每樣物品都能歸位，不要因為方便就放在原地。

❷ 寫下來

　　在容易分心和充滿義務的快步調生活中，將我們需要做的每件事都交給記憶，並不保證你在需要做的時間內會記得去做。把這些事寫在紙上或記在智慧手機的備忘錄中。除了能幫你記住外，寫的動作也能給你機會再去思考任務或目標是什麼。

❸ 提早

　　記住，要讓事情完成的最好方法，就是開始去做。我們經常拖拖拉拉地等到最後一秒才開始動工或完成工作。設定一個時間表，留意時間表上的時間，與其準時或遲到，不如提早五分鐘或十分鐘。提早是不會受懲罰的。

早餐

從以下擇一：

◆ 2 顆炒蛋、1 盎司（約 28 公克）起司、2 條火雞肉培根。

◆ 1 杯燕麥片、1 小匙蜂蜜。

配菜（從以下擇一）：

◆ 1 個蘋果、柑橘或香蕉。

◆ 1 片百分百全穀物吐司。

◆ 1/2 杯莓果。

點心

從以下擇一：

◆ 10 顆櫻桃小番茄，撒點鹽、胡椒粉和油醋醬。

◆ 150 大卡以內的點心。

午餐

從以下擇一：

◆ 火雞肉漢堡：6 盎司（約 170 公克）火雞肉、百分百全穀物圓麵包，加萵苣生菜、番茄和起司。加 2 份蔬菜。

◆ 1.5 杯扁豆、黑豆、番茄、雞肉或蔬菜湯，加小份綠葉花園沙拉（見第 111 頁）。

點心

從以下擇一：

◆ 1 根切碎的芹菜，加 2 小匙鷹嘴豆泥。

◆ 150 大卡以內的點心。

晚餐

從以下擇一：

◆ 烤雞佐番茄萊姆莎莎醬（第 210 頁食譜）。

◆ 大份綠葉花園沙拉、4 盎司（約 113 公克）雞肉條或魚肉切片、2 小匙純淨沙拉醬。

點心
（如果想吃）

◆ 150 大卡以內的點心。

來運動 從以下擇一：

◆ 一萬五千步。

◆ 八層樓梯（一上一下為一層，每層應有十步以上。見第 247 頁。）

◆ 三分鐘原地跑步。

◆ 三分鐘轉身抬腿（見第 248 頁）

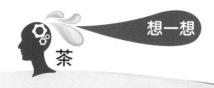

想一想

茶

除了水以外，茶在世界上是最廣受飲用的飲料了。光是在美國，幾乎 80% 的家庭都備有茶；而在任何一天，都有超過一億五千八百萬的美國人在飲用這種普及的飲料。

雖然綠茶常在媒體中被提及，但最廣受飲用的種類是紅茶，幾乎占了所有茶種的 80%。茶的特色之一是可冰飲或熱飲，讓它成了任何場合中最方便的飲料。許多人可能不知道的是，紅茶、綠茶、烏龍、黑茶和白茶，都來自同一種植物：茶樹（*Camllia sinensis*），這是一種生長於溫暖氣候的常青植物。

茶葉的處理方法都一樣：採摘，平鋪萎凋，揉捻，發酵，然後「燒製」或加熱以停止發酵過程。讓每種茶葉不同的地方，在於處理的量和發酵的程度。舉例來說，紅茶被認為是「完全」發酵，而烏龍則是部分發酵。發酵是葉子在採收後所發生的一連串化學反應，會造成茶葉變褐色，並使其產生芳香族化合物（aromatic compounds），形成茶的風味。製造商可以控制或防止發酵過程，就像綠茶和白茶，這兩者在採摘後都未經過發酵。在濃度和顏色方面，烏龍茶是介於紅茶和綠茶之間。

（資料來源：美國茶葉協會公司〔Tea Association of the USA, Inc.〕）

Day 11 加把勁

　　這是二十天旅程的中途點，是一個值得慶祝的里程碑。花幾分鐘回顧一下自己是從何處開始，以及進展到什麼程度了。一開始你可能還有所懷疑，也至少有一、兩次想過乾脆投降算了，再回頭吃以前吃的東西和進行以前的運動吧。但適應性和決心支撐著你，現在看看你前進了多少。在旅程中，人們犯的最大錯誤之一，是不回頭看看自己走過的路。展望從來不會比一個幫助你跳得更高更遠的跳板，來得更重要。

　　這個中途點是一個挖更深的機會，讓自己再加把勁，推向更高之處。之前的十天讓你進入狀況，所以現在你應該對計畫與期望非常熟悉了。你應該已經進入一個舒服的常規中。當人達到目標時，很容易失去敏銳度和動力。自信會變成雙面刃；相信自己可完成計畫並達到成功是很重要的，但有時這可能會讓你失去幹勁，也使找到新方式獲勝的野心變小了。要與這股退縮力抵抗，轉而加把勁，藉著持續專注在呈現進展，以做出更好的決定，讓自己在這趟健康同時也是人生的旅程上，受到正面的影響。

早餐　從以下擇一：
- ◆ 火雞肉蛋砂鍋（第 174 頁食譜）。
- ◆ 果泥或果昔（350 大卡以內）。

配菜（從以下擇一）：
- ◆ 1 片百分百全穀物或全麥吐司。
- ◆ 6 盎司（約 170 公克）低脂或脫脂原味有機希臘優格，加新鮮莓果。

點心　從以下擇一：
- ◆ 1 片蘋果，加 1 小匙有機花生醬。
- ◆ 150 大卡以內的點心。

午餐 從以下擇一：

◆ 5 盎司（約 142 公克）去皮烤雞胸肉，加 1/2 杯菠菜、1/2 杯白腰豆。

◆ 1.5 杯火雞、番茄、扁豆、豆子或黃瓜湯。

點心 從以下擇一：

◆ 雞蛋沙拉三明治：1 顆蛋、1/2 小匙純淨美乃滋（第 232 頁）和香料，塗抹在 1 片百分百全穀物或全麥麵包上。

◆ 150 大卡以內的點心。

晚餐 從以下擇一：

◆ 鱸魚佐芒果莎莎醬（第 213 頁食譜）。

◆ 12 顆牡蠣、1/2 杯瑞士甜菜、1/2 杯南瓜。

◆ 1.5 杯蘆筍湯、豆子湯、鷹嘴豆湯、雞肉湯或扁豆湯。

點心
（如果想吃） ◆ 100 大卡以內的點心。

來運動 休息日（走八千步以上）。

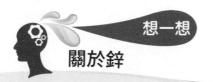

想一想

關於鋅

　　鋅是必需礦物質，可以改善膚色，協助傷口癒合，抵抗某些癌症，以及縮短罹患普通感冒的時間。鋅對大腦也很重要。研究人員已經證實了鋅在良好大腦功能上扮演的重要角色，同時它可防止隨著老化而來的認知能力下降。醫療機構建議，19 歲以上男性每天應攝取 11 毫克，19 歲以上未懷孕女性每天應攝取 8 毫克，若懷孕則需提高到每天 11 毫克。這個大腦推進器的最佳來源是牛肉、菠菜、蘆筍、蘑菇、燕麥、芝麻子、南瓜子，以及牡蠣和蝦等海鮮類。牡蠣每份含有的鋅量，高過其他任何食物。

Day 12 放慢腳步

　　每當期望很高時，壓力會促使我們加速通過必要步驟，以達到所要的結果。這也就是為什麼有時「把腳步放慢」和「讓事情慢下來」是很重要的。

　　在家中觀看電影的動作畫面，或運動賽事的精彩表現時，我們幾乎都會反射性地抓起搖控器，將影片倒轉到重要片段的開端，然後按慢動作鍵，以便用更清楚的畫面來觀看及欣賞。這也是有時我們在生命中需要做的事。

　　這麼多的事、這麼多的要求，都在這麼短的時間內要完成，害得我們沒機會去觀看和享受每個珍貴片段。

　　在這二十天裡，請慢慢進行這些過程，真正地欣賞自己所做出的選擇。細細品嚐食物中的成分，享受它們不同而獨特的口味，然後以全新而令人開心的方式將之組合在一起。

　　過程中，就算成就了再小的個人勝利，都要花點時間微笑品味。我最喜歡的說法之一是：「生命不是一場短跑，而是馬拉松。」這套方法會幫助你享受轉化的過程，而不會只是視之為苦差事。

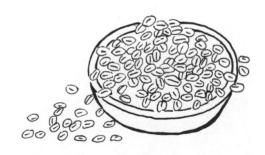

早餐

從以下擇一：

◆ 烤燕麥粥（第 179 頁食譜）。

◆ 2 片百分百全穀物或全麥吐司，抹上酪梨泥。

配菜（從以下擇一）：

◆ 1 根香蕉或 1 顆梨子或 1/2 杯甜瓜塊。

◆ 2 條火雞肉培根。

點心

從以下擇一：

◆ 45 顆帶殼開心果。

◆ 150 大卡以內的點心。

午餐

從以下擇一：

◆ 美味烤番茄（第 190 頁食譜）、4 盎司（約 113 公克）魚或去皮烤雞。

◆ 火雞肉三明治：百分百全穀物麵包，加 5 盎司（約 142 公克）火雞肉，可選加 1 盎司（約 28 公克）起司，再加上番茄、萵苣生菜，以及有機芥末醬或純淨美乃滋（第 232 頁食譜）。配菜分量的生或熟蔬菜。

點心

從以下擇一：

◆ 西瓜串：取 6 支牙籤，每支放 1 塊西瓜、1 小塊菲達起司及 1 片黃瓜。

◆ 150 大卡以內的點心。

晚餐

從以下擇一：

◆ 鮭魚義大利麵（第 226 頁食譜），加 1/2 杯菠菜、1/2 杯玉米。

◆ 4 份熟蔬菜（玉米、高麗菜、黑豆和胡蘿蔔），加 1/2 杯煮藜麥。

點心
（如果想吃）

◆ 100 大卡以內的點心。

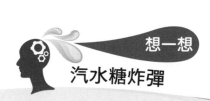

來運動

◆ 走兩萬步。

◆ 三分鐘轉身抬腿（第 248 頁）。

◆ 三組各 10 次深蹲（第 247 頁）。

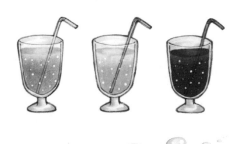

想一想

汽水糖炸彈

　　每個人都知道汽水含有大量的糖，但許多人都不知道究竟有多少。你可以吃到甜味，卻看不到糖，這就讓飲用者無法知道實際的內容物。

　　舉例來說，一罐 20 盎司（約 567 公克）瓶裝的可口可樂，很多人可以輕易就喝下一整瓶，而裡面就含了 65 公克的糖。這就是內容物。

　　想知道商品中含有幾小匙的糖，就拿這個公克數除以 4。例如，65 公克的糖除以 4，就是 16.25 小匙的糖。下次當你伸手去抓汽水瓶時，就想像有這麼多小匙排成一列，然後你一匙一匙地把它們吃進嘴裡。

Day 13 動起來

每當想到要改變飲食時,有時大家會忘了飲食最好的夥伴是運動。在你專注於吃更純淨的食物,以及為細胞補充重要的、可讓人感覺良好並抵抗疾病的養分時,不要忽視了運動所做出的貢獻。

經常性的體能活動能影響到體內所有的器官系統。活動有助於增加肌肉張力,改善平衡及穩定力,強化肌肉,降低罹患第二型糖尿病的風險,降低心血管疾病發生的風險,有助於體重管理,增加長壽的機會和改善情緒。

事實上,運動也是一種排毒行為,因為它會透過皮膚、呼吸和增加血管中的血流速度,來加速釋出新陳代謝的副產品。不幸的是,很多人認為要到健身房運動一個小時以上,把自己操到筋疲力盡,才是讓運動值得的唯一方法。儘管這對某些人來說可能會有幫助,但對大多數人來說,還有其他方法可以獲得更好的結果。

在這二十天內,重要的是你同時也要注意保持運動以及每日規律的體能活動,來配合用餐計畫。我針對每一天的計畫(包括休息日)提供了一些建議,但如果你想多做一點,就去做吧。

關鍵在於,不管你決定要做什麼,確認自己是付出很大的努力。邊騎固定式腳踏車邊讀雜誌,並不是可達到最佳效果的努力程度。就算你只花二十分鐘運動,只要每分鐘都付出全力,結果必然會到來。

早餐 從以下擇一：

◆ 活力爆發優格（第 177 頁食譜）。

◆ 1 杯混合水果、3 小匙低脂或脫脂有機香草希臘優格。

配菜（從以下擇一）：

◆ 1/2 杯莓果，或 1 顆柳橙或蘋果。

◆ 1 片百分百全穀物或全麥吐司。

點心 從以下擇一：

◆ 7 顆共塞入 1 大匙菲達起司或藍紋起司的橄欖。

◆ 150 大卡以內的點心。

午餐 從以下擇一：

◆ 多汁火雞肉漢堡（第 200 頁食譜）、小份綠葉花園沙拉（見第 111 頁）。

◆ 1.5 杯扁豆湯、鷹嘴豆湯、番茄湯或豆子湯，加小份蔬菜花園沙拉。

點心 從以下擇一：

◆ 1/2 根大黃瓜，加 2 小匙鷹嘴豆泥。

◆ 150 大卡以內的點心。

晚餐 從以下擇一：

◆ 烤大比目魚佐番茄醬汁（第 220 頁食譜）。

◆ 6 盎司（約 170 公克）烤魚或去皮雞胸肉、1/2 杯玉米、1/2 杯黑豆。

點心
（如果想吃）

◆ 100 大卡以內的點心。

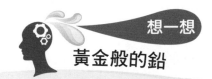

來運動

◆ 一萬兩千步。

◆ 十層樓梯（一上一下為一層，每層應有十步以上。見第 247 頁。）

◆ 三分鐘平板撐體（第 249 頁）。

◆ 三分鐘滑冰步（第 245 頁）。

想一想

黃金般的鉛

很難想像讓屋頂閃亮和家中電線所使用的鉛，對健康也是很重要的。

鉛是微量礦物質，微量（trace）表示身體所需的量非常少。但就對身體來說，鉛就跟金子一樣。鉛在身體裡的每個組織中都可以找到，但多數都存放在肝臟中。鉛和鐵合作來形成紅血球，也幫助保持免疫系統的健康，在神經纖維上製造一層包膜，並協助黑色素（melanin）的健康，黑色素能為皮膚和頭髮提供顏色。

多數人透過均衡的飲食就可以獲得足夠的量。最佳的來源包括：螃蟹、牡蠣、烏賊、淡菜（貽貝）、茄子、蘑菇、深綠葉蔬菜、葵花子、腰果及豆腐。

儘管放〈別擔心，要開心〉（Don't Worry, Be Happy）這首歌來聽吧：這首歌充滿感情，節奏自由奔放，完美地連貫了我們的旅程。「想要有最好的表現」是沒關係的，但減少放在自己身上的壓力，也是極為重要的。完美主義是一把雙刃劍。「想要有最好的表現」是一個極佳的進步因素，但它同時也是一個壓力源，會在你尚未達到終極目標時，抹去已完成的所有好事。

壓力會影響呼吸系統，讓呼吸變得困難而提高壓力荷爾蒙，而且會增加心跳頻率和強化心臟肌肉的收縮。壓力也會影響其他生理過程，包括肝功能、胃的感覺和功能、消化、中樞神經系統，以及生育系統。這也就是為何每天進行消除壓力的活動，不只對心靈和情緒有好處，也對全身的放鬆很重要。

先從每天只花 30 分鐘讓自己的頭腦和身體放鬆開始。30 分鐘聽起來好像不長，尤其是一天有 24 小時可用；但很多人就連給自己 15 分鐘都很困難。每天 30 分鐘，做一些可以直接影響你並放鬆大腦的事，好讓大腦從每日常態生活的一般壓力源中解放。在安靜或者播放讓人放鬆的背景音樂之下冥想靜坐。

早餐 從以下擇一：
- 培根蛋起司三明治（第 176 頁食譜）。
- 以特級冷壓橄欖油炒 2 顆蛋、1 盎司（約 28 公克）起司、甜椒或菠菜丁。

配菜（從以下擇一）：
- 2 條火雞肉培根。
- 1 顆奇異果、1/2 顆芒果或 1/2 杯莓果。

點心 從以下擇一：
- 1/4 杯混合生堅果（未加鹽）。
- 150 大卡以內的點心。

午餐 　從以下擇一：
- ◆ 番茄鷹嘴豆沙拉（第 192 頁食譜）。
- ◆ 鮪魚沙拉三明治：百分百全穀物或全麥麵包，加鮪魚、萵苣生菜。1/2 杯生胡蘿蔔及鷹嘴豆泥。

點心 　從以下擇一：
- ◆ 20 顆無籽葡萄、10 顆杏仁或腰果。
- ◆ 150 大卡以內的點心。

晚餐 　從以下擇一：
- ◆ 毛豆青醬全麥義大利麵（第 182 頁食譜）。
- ◆ 6 盎司（約 170 公克）去皮烤雞胸肉或火雞肉、1/2 杯黑眼豆、6 ～ 8 盎司（約 170 ～ 227 公克）烤球芽甘藍。

點心
（如果想吃）
- ◆ 100 大卡以內的點心。

來運動
- ◆ 休息日（走八千步以上）。

想一想
蛋白質力量

　　火雞肉、魚肉和起司有著最高的蛋白質對卡路里比例。我們知道火雞肉和魚肉富含蛋白質，但令人驚訝的是，起司每卡路里所含有的蛋白質也同樣多。在每 4.7 大卡中，你會獲得 1 公克的蛋白質。每卡路里含有最大量蛋白質的是低脂莫札瑞拉和農家起司。以下是含有高蛋百質卡路里比例的食物：

- 火雞肉、雞肉瘦肉：每公克 4.6 大卡
- 牛肉瘦肉：每公克 5.3 大卡
- 蛋白：每公克 4.7 大卡
- 豆腐：每公克 7.4 大卡
- 大麻籽：每公克 7.5 大卡
- 豆類：每公克 9.5 大卡

　　人類真的是習慣的動物，很容易在生命中陷入常規，做同樣的事，吃同樣的餐廳，準備同樣的餐點，到同樣的地方旅遊。當習慣為我們帶來某種程度的愉悅或舒適時，我們就傾向於一再重複它們。

　　不幸的是，這樣的行為就會對我們設限，並讓我們無法體驗到可能會帶來喜悅及美好回憶的極佳經驗。

　　旅行的習慣在這一點上是厲害的幻象。人們通常是找一個喜歡的地點，然後重複地前往，放棄了能帶來新經驗的新地點。只要你肯放開，頭腦也會跟著放開。當你設下屏障時，就只會生存在這些邊界裡。

　　飲食的習慣是非常類似的。多數人的烹飪喜好在生命早期就設定好了。找到喜歡的味道、口感和組合後，每當面臨選項時，我們就傾向於回到已知和可信賴的項目。

　　在這二十天內，你將拆掉熟悉的牆面，漫遊在未知的領域中。嚐試新的水果和蔬菜，以及不同的調理方式。嘗試做本書介紹的料理。到喜歡的餐廳時，不要點喜歡的菜色，試試別道菜。將運動習慣推到一旁，試試那些你一直認為太困難或不好玩的新運動。

　　世界是一個廣袤的機會海洋，但除非你去探索，否則樂趣仍躲在裡面。我聽過最好的形容是：「生命開始在你舒適圈的結束。」

早餐 從以下擇一：

♦ 烤蘋果燕麥盅（第 172 頁食譜）。

♦ 莓果果昔（第 169 頁食譜），或 350 大卡以內的其他果昔。

配菜（從以下擇一）：

♦ 1 片百分百全穀物或全麥吐司。

♦ 2 條火雞肉培根。

點心 從以下擇一：

♦ 羽衣甘藍脆片：1/2 杯生羽衣甘藍（去梗），加 1 小匙橄欖油，以攝氏 200 度烤到酥脆。

♦ 150 大卡以內的點心。

午餐 從以下擇一：

♦ 黑豆番茄沙拉（第 195 頁食譜）。

♦ 大份綠葉花園沙拉（見第 111 頁），加 3 盎司（約 85 公克）雞肉或魚肉，以及 2 小匙沙拉醬（第 233 及 234 頁食譜）。

點心 從以下擇一：

♦ 1.5 杯甜豆（sugar snap peas）（其他選項：8 ～ 10 根小胡蘿蔔，或 1 根芹菜切段）。

♦ 150 大卡以內的點心。

晚餐 從以下擇一：

♦ 克里奧爾式鮭魚（第 228 頁食譜）、1/2 杯青江菜、1/2 杯玉米。

♦ 4 份熟蔬菜（玉米、櫛瓜、黑豆、西洋菜／水田芥），1/2 杯藜麥。

點心
（如果想吃） ♦ 100 大卡以內的點心。

來運動

◆ 一萬四千步。

◆ 三分鐘慢跑拳（第 248 頁）。

◆ 三分鐘滑冰步（第 245 頁）。

◆ 三分鐘轉身抬腿（第 248 頁）。

◆ 三組各 10 次深蹲（第 247 頁）。

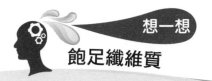

想一想

飽足纖維質

纖維質是食物中天然的碳水化合物，對我們的消化系統極為重要。水果、蔬菜、全穀、堅果、豆類和豆莢類，是膳食纖維的良好來源。壞消息是大多數人吃的量都不足夠！

醫療機構建議 18 ～ 50 歲的男性每天要吃 30 ～ 38 公克，女性則是每天 25 公克。51 歲以上的女性，每日則應攝取 21 公克。

不過，對攝取的纖維質要小心，因為不是所有纖維質都是一樣的。小心閱讀包裝上的標籤。製造商大多會在食物中添加纖維以提高纖維含量，常使用的項目包括：纖維素（cellulose）、菊糖／菊苣纖維（inulin）、木質素（lignin）、麥芽糊精（maltodextrin）、果膠（pectin）、聚葡萄糖／葡聚糖（polydextrose）。

這些添加的纖維都算在食物所含的纖維總量中，但它們並未被證明可提供跟天然食物纖維相同的健康益處。人造或合成的纖維，並不會提供食物中纖維質所含的維生素和礦物質，因為它們在處理過程中被移除了。含有大量膳食纖維的食物能帶給你飽足感，而人造的纖維質在產生飽足感上可能沒那麼有效。

Day 16 恢復

　　身體在醒著的每一秒，都處於受刺激的狀態。不管是街上車輛的聲音，讓你發抖和血管變窄的低溫，或是從窯爐散發的新鮮披薩香氣；你的一個或多個感官都在接收某種刺激。

　　這也就是為何睡眠很重要：這段時間是你的身體接受最少刺激，可以進行修復的機會。即使你不覺得累，看起來也還好，但身體內部已經因為進行讓你活著，以及從事每天需要做的體能和精神活動，而疲累了。

　　整個二十天的旅程是一段復原的期間。想像自己剛跑完一場艱辛的馬拉松。你的身體不只是疲累，也耗盡了電解質和流質。最不想做的是再跑 26.2 英里（約 42 公里）。

　　你需要時間補充能量和重新振作。清除掉體內所有來自你已不再吃的加工食品的化學和人工成分，能夠補充並振作你的細胞。

　　想像自己的身體獲得一個休息、重建和重啟的機會。在這趟超棒的旅程結束時，你會感到截然不同！

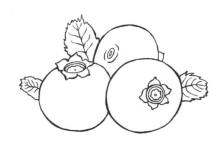

早餐　　從以下擇一：

◆ 純淨蔬菜果昔（第 167 頁食譜）。

◆ 1.5 杯燕麥片；可選加新鮮水果。

配菜（從以下擇一）：

◆ 1 顆蘋果，或 1 根香蕉、1 顆梨子、1 顆柳橙、1/2 杯莓果。

◆ 1 片百分百全穀物或全麥麵包。

點心　　從以下擇一：

◆ 1 杯水果沙拉。

◆ 150 大卡以內的點心。

午餐　　從以下擇一：

◆ 全麥義式前菜麵包（第 191 頁食譜），加 1 小份綠葉花園沙
　拉（見第 111 頁）。

◆ 1.5 杯蔬菜湯、番茄湯、雞湯、扁豆湯或豆子湯，加小份
　綠葉花園沙拉。

點心　　從以下擇一：

◆ 17 顆胡桃。

◆ 150 大卡以內的點心。

晚餐　　從以下擇一：

◆ 韃靼鮪魚（第 215 頁食譜）、1/2 杯白腰豆、1/2 杯羽衣甘藍
　葉。

◆ 4 份蔬菜（芝麻葉、南瓜、茄子和青花菜），1 杯豆子湯、
　扁豆湯或蔬菜湯。

點心　◆ 100 大卡以內的點心。
（如果想吃）

◆ 一萬一千步。
◆ 250 下開合跳（如果膝蓋不適合進行完全的開合跳，就進行不跳離地面，而是往側邊踏步的替代開合跳。）
◆ 三分鐘原地抬腿跑步（第 245 頁）。
◆ 三分鐘原地跑步。
◆ 三分鐘平板撐體（第 249 頁）。

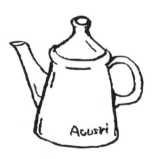

想一想

水的奇蹟

　　水到處都有，但地球上只有 1.1% 的水適合飲用。由於我們的身體有將近 70% 是由水構成，因此需要大量的水（每天至少 6 杯以上）。水可以做任何事，從防止皮膚鬆垮，到增進精神和身體的表現。但很多人不知道，水能讓身體更有效地代謝脂肪。

　　水在讓身體適度地運作，以及讓你活著上，是必要的。最重要的任務之一是防止自己缺水。等到渴了再來喝水，通常都太遲了，因為口渴是身體缺水的跡象。

「送舊迎新」聽來簡單，但其影響力可以很大。你已經將阻礙在通往幸福和成功道路上的舊元素，從你自己和環境中清理掉了。這時該引進將會帶來更好的健康及生活品質的新事物了。

環境以我們所知的方式影響我們，也以我們不知道的方式影響著我們。要讓「對」的事和「對」的人環繞著自己。

你知道自己需要吃什麼及喝什麼，來讓這二十天的計畫成功，所以確保這些食物在房子內外都存放足夠的量，並放置在正確位置上，讓自己可以立刻取得。投資在自己所需要的量上，是對成功取得重大回報所做的直接投資。

將時間盡可能地花在支持你，以及正面積極的人身上，也會增加自己保持在這趟健康的旅程和達到目標的機會。

研究經常顯示出，我們傾向於模仿那些我們最常與之共處的人的態度與特質。那些努力改進生活讓自己做得更好的人，對於你所進行的相同努力，具有啟發性，也是鼓勵的來源。有份研究甚至發現，肥胖會像病毒般在朋友間散播。當一個人的體重增加時，他的親近朋友也會傾向於增加體重。

不只是食物環境很重要，你的社交網絡也是。

早餐

從以下擇一：

◆ 甜酸果昔（第 168 頁食譜），或另一種水果果昔（350 大卡以內）。

◆ 以特級冷壓橄欖油炒 2 顆炒蛋，加 1 盎司（約 28 公克）起司、自選調味料。

配菜（從以下擇一）：

◆ 1 片百分百全穀物或全麥麵包。

◆ 1 片水果或 1/2 杯莓果。

點心

從以下擇一：

◆ 1 顆小的烤番薯。

◆ 150 大卡以內的點心。

午餐

從以下擇一：

◆ 雞肉羽衣甘藍番薯總匯（第 198 頁食譜）。

◆ 1 杯全麥義大利麵，加四季豆、曬乾番茄。

點心

從以下擇一：

◆ 2 又 1/4 吋（約 6 公分）厚的鳳梨圓片（烤或炒）。

◆ 150 大卡以內的點心。

晚餐

從以下擇一：

◆ 鱈魚佐櫛瓜莎莎醬（第 216 頁食譜），加 1/2 杯芝麻葉、1/2 杯胡蘿蔔。

◆ 6 盎司（約 170 公克）烤火雞或去皮雞肉，加 1/2 杯豌豆、1/2 杯玉米。

點心

（如果想吃）

◆ 100 大卡以內的點心。

來運動

◆ 休息日（走八千步以上）。

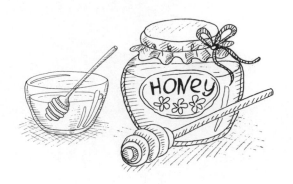

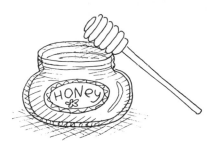

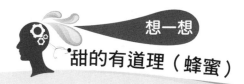

甜的有道理（蜂蜜）

　　下次你想要加些什麼東西讓食物變甜時，停個幾秒鐘，認真考慮選擇使用蜂蜜。蜂蜜幾乎可以讓所有東西吃起來更好吃，是眾所皆知的事實。其他甜味劑充其量只能點亮大腦中的愉悅－獎賞通道，蜂蜜卻含有一大群包括維生素 B1、B2、B4、B6 和 C 的養分。其大量扎實的礦物質包括了鈣、氯、鐵、磷酸鹽（phosphate）、鉀和鈉。

　　如果想要減少一點體重，可將一點蜂蜜融於溫水中，有助於消化囤積在體內的脂肪。它可以幫助肌肉於運動後的恢復狀況，以及在耗損後恢復肝醣（糖的儲存）量。如果這些還不夠看，它還可以促進體液的補充，對體內每個細胞都有益處。

　　蜂蜜和其他甜的產品一樣，的確含有熱量，也會提高胰島素，但其他甜的產品都不含等量的營養成分，以及在許多方面可改善健康的潛能。

Day 18 領導

有些領導力是有聲而公開的，有些則是安靜而匿名的。領導者的最佳特質之一是以身作則。這聽來老套，但「起而行」確實強過「坐而言」。

你正處在轉化的過程當中，但這次的轉化不只是為你，也為了周遭那些許多正注意你的人。

很多人都知道需要做些什麼事來讓自己過得更好和活得更舒服，卻不曾或無法在自身內找到使其發生的必要步驟。每當詢問成功的轉捩點時，人們通常會說是聽聞某人具啟發性的故事，或見證了鄰居或同事透過辛苦的工作和韌性，完成了一度被認為是不可能達成的目標的安靜過程。

無論其他人是否在評論，他們都在觀察和記錄你的付出，並受到啟發。當你啟發他人去做得更好，而他們的生命開始產生變化時，那不只是有意義的事，他們的回應也是讓你繼續前行的另一個動力。

你不需對他人的行為負責，但當一個能正面影響他人的人，會是相當具獎勵性的經驗。

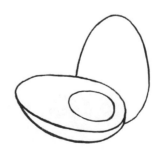

早餐 從以下擇一：

◆ 百分百全穀物或全麥麵包的烤起司三明治。

◆ 自製優格百匯（第 173 頁食譜）。

配菜（從以下擇一）：

◆ 1 顆水煮蛋加喜愛的調味料。

◆ 1/2 杯莓果。

點心 從以下擇一：

◆ 烤鷹嘴豆：1/2 杯罐裝鷹嘴豆，以 2 小匙橄欖油攪拌，平鋪在烘焙紙上，撒上一些鹽，以攝氏 175 度烤 12 ～ 15 分鐘。

◆ 150 大卡以內的點心。

午餐 從以下擇一：

◆ 番茄鷹嘴豆沙拉（第 192 頁食譜）。

◆ 蔬菜漢堡或火雞肉漢堡：百分百全穀物圓麵包，加番茄、萵苣生菜、1 盎司（約 28 公克）起司，總共 5 盎司（約 142 公克）。小份綠葉花園沙拉（見第 111 頁）。

點心 從以下擇一：

◆ 1 顆大蘋果，切片，撒上肉桂粉。

◆ 150 大卡以內的點心。

晚餐 從以下擇一：

◆ 超簡單香草鮭魚（第 221 頁食譜）。

◆ 大份綠葉花園沙拉，加橄欖、3 盎司（約 85 公克）雞肉條或魚肉條。

點心
（如果想吃）

◆ 100 大卡以內的點心。

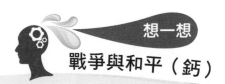
來運動

◆ 一萬五千步。

◆ 七層樓梯（一上一下為一層，每層應有十步以上。見第 247 頁。）

◆ 三分鐘原地跑步。

◆ 三分鐘滑冰步（第 245 頁）。

◆ 三組各 10 次深蹲（第 247 頁）。

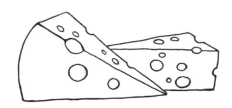

想一想

戰爭與和平（鈣）

　　鈣的神奇性，以及它對骨骼、牙齒、神經訊號傳遞、肌肉動作和正常血管功能的影響，是眾所週知的。這個必需礦物質是人體不可或缺的。但就像動作巨星一樣，鈣有友有敵。

　　維生素 D 是它最大的盟友之一。維生素 D 可協助鈣穿越腸道，讓鈣可被吸收；同時也有助於觸發鎖在骨骼中的鈣的釋放與循環。

　　戰場中的敵方則會減少身體對鈣的吸收。太多的酒精、咖啡因或鈉，都會造成鈣不容易被消化及處理。

感恩是一種被低估及未被充分運用的情緒。

人在追尋目標的過程裡很容易迷失。不論是要在一年內賺到特定的金錢,進入運動團隊的名單中,購買特定類型的車輛,或完成個人死前必做事項清單的項目,我們總是在尋找下一個成就。

儘管這些目標在激勵我們和提供一個目的上是很重要的,但這些目標也會遮住我們已經完成的成就,以及對於自己能夠實現成就,所應該付出的感恩。

檢視世界上最快樂的民族的研究發現,丹麥人領先群雄。他們如此快樂的主要原因之一是感恩之情。丹麥人的哲理很簡單:那些你沒擁有的東西,不該獨占你的思考,你應該專注在已擁有或已完成的。這些才是保持根基扎實並帶來喜悅的事物。

感恩不只是一種虔誠的行為,也對情緒健康有著真正的影響力。心理學家曾經對感恩做過廣泛的研究,發現懂得感恩的人比較快樂,更加樂觀,也對自己的生活感覺良好。

對於自己所完成的過程或目標,無論再怎麼小,你都要保持感恩。舉例來說,如果你曾是個每天不喝一罐汽水或一杯咖啡就活不下去的人,但現在可以好幾天一滴都不碰,卻在第四天破了戒,這時不要把精力浪費在第四天的失敗上。想想自己能夠維持三天都不碰以前每天非喝不可的東西,是多棒的一件事。

生活的品質不是搭建在那些偶爾才會發生的重大驚天動地時刻,而是在那些時刻之間數以百計的小事件上。

早餐 從以下擇一：

◆ 以特級冷壓橄欖油炒 2 顆蛋，加起司、胡椒粉。

◆ 6 或 8 盎司（170 或 227 公克）低脂或脫脂有機希臘優格百匯。

配菜（從以下擇一）：

◆ 1 片百分百全穀物吐司。

◆ 1 片水果，或 1/2 杯莓果。

點心 從以下擇一：

◆ 1.5 杯低脂起司條。

◆ 150 大卡以內的點心。

午餐 從以下擇一：

◆ 火雞肉佐三豆辣醬（第 218 頁食譜）。

◆ 1 杯全麥義大利麵，加南瓜、玉米。

點心 從以下擇一：

◆ 冷凍香蕉片（一整根香蕉）。

◆ 150 大卡以內的點心。

晚餐 從以下擇一：

◆ 番薯青醬義大利麵（第 222 頁），加 1/2 杯斑豆、1/2 杯白花椰菜。

◆ 大份綠葉花園沙拉（見第 111 頁），加 2 小匙沙拉醬（第 233 及 234 頁食譜），以及 1 杯豆子湯、扁豆湯、鷹嘴豆湯或雞肉湯。

點心
（如果想吃）

◆ 100 大卡以內的點心。

- ◆ 一萬八千步。
- ◆ 200 下開合跳（如果膝蓋不適合進行完全的開合跳，就進行不跳離地面，而是往側邊踏步的替代開合跳。）
- ◆ 三分鐘慢跑拳（第 248 頁）。
- ◆ 三分鐘平板撐體（第 249 頁）。
- ◆ 三分鐘轉身抬腿（第 248 頁）。

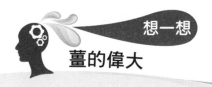

想一想

薑的偉大

　　薑對美食的貢獻是眾所週知並且被享用的。但這個長得肥肥怪怪的根部，不只是能為快炒料理或熱茶添加風味。

　　薑是天然的抗發炎劑，在中國已被使用來治療疼痛達上千年。近年的研究也顯示薑是有效的治痛劑，特別是像風溼痛這類的狀況。此外，薑也已經被證明有助於緩解頭痛、經痛、肌肉痠痛和噁心感。再一個驚喜：當氣溫下降時，一片生薑可以幫助血液循環，讓你感到溫暖。

Day 20 茁壯

你已花了十九天經歷身體、情緒和心理上的美好轉變。這可能不是一段很輕鬆的時光，有時你會想要結束這場任務，回去食用那些方便的加工食品和含糖飲料。你完美嗎？或許不是。但你已經撐到最後，這才真正算數。

這二十天關乎對新事物打開頭腦，取得自信，以及與身體發展出更好的關係，更加瞭解自己的能耐可以到哪裡，以及在轉變的力量中找到喜悅。

你的身體已經因為你細心餵食的所有超級食物、抗氧化劑、維生素、礦物質和其他植物營養素，而恢復元氣。身體有了重設的機會，也能從加工食品的毒素及充滿化學物質的飲料中解脫。不要把這些辛苦獲得的所有成果拋棄掉，回到舊習慣上。

這二十天中，我從來沒要求你要完美，在未來也不會期望你是完美的。但在所有的努力和決心之下，期望你學會這些，並將之運用在未來的生活中；不要只是活著，要茁壯！

早餐　**從以下擇一：**
◆ 煎蛋卷：2 顆蛋加 1/4 杯蔬菜丁。
◆ 1 杯燕麥片，加切片水果。

配菜（從以下擇一）：
◆ 2 條火雞肉培根。
◆ 1 顆蘋果或柳橙，或 1/2 顆葡萄柚。

點心　**從以下擇一：**
◆ 鑲甜椒：1 杯紅甜椒切片，上面加 1/4 杯溫黑豆、1 小匙酪梨醬或酪梨丁。
◆ 150 大卡以內的點心。

午餐 從以下擇一：

◆ 使用百分百全穀物或全麥麵包的火雞肉或雞肉三明治，加小份綠葉（見第 111 頁）花園沙拉。

◆ 大份綠葉花園沙拉，加 2 小匙沙拉醬、橄欖（非必要）、3 盎司（約 85 公克）雞肉或魚肉。

點心 從以下擇一：

◆ 10 顆切對半的核桃、1 片奇異果。

◆ 150 大卡以內的點心。

晚餐 從以下擇一：

◆ 6 盎司（約 170 公克）去皮無骨烤雞胸肉、1/2 杯糙米、1/2 杯黑豆。

◆ 4 份熟蔬菜（黑豆、胡蘿蔔、高麗菜、白花椰），1 杯豆子湯、扁豆湯、鷹嘴豆湯或雞肉湯。

點心
（如果想吃）

◆ 100 大卡以內的點心。

來運動

◆ 休息日（走八千步以上）。

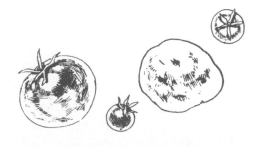

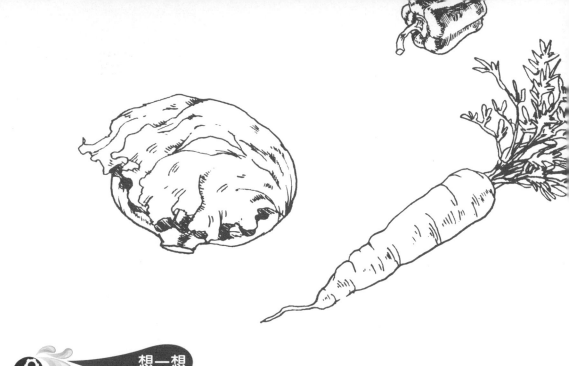

自己做的料理最好

　　烹飪可能是一件很嚇人的事，尤其當你是比較晚才開始接觸的話。但在享受這整個經驗上，抱著好奇心會比過度嚴肅的態度，產生更多的樂趣。製作自己的餐點和點心，在其他方面也是有益處的。

　　第一，這可以省錢。你到餐廳用餐，支付的不只是食物的開銷。餐廳老闆要付員工薪水和其他費用，那只能透過向你收多點錢以得到利潤，才能辦到。

　　第二是食物的環境由你控制。你知道放入口的是什麼，不像那些不知道含有多少脂肪、鹽和糖的商業用食品。

　　第三，這能節省很多時間。當你預先準備好，一頓居家烹調餐點將能節省你點餐、開車去餐廳取餐，然後回家吃的時間。本書的食譜中有很多道餐點，準備起來最多花 30 分鐘。

　　最後，在家烹調和進食，是一家人聚在爐前共享餐點的機會。在這個步調快速的數位化世界中，我們都深陷在各自忙碌的事情中。烹煮居家餐點，坐下來和家人一同享用，是一個完美又好玩的相聚時刻。

重新調整
飲食清單

chapter 6

恭喜你完成了這二十天的淨化計畫。你在過程中是否遇到了各種大大小小的挑戰？是否達成了任何結果？如果有，那是在外在或內在，或兩者皆是？你是否對所吃的食物和更健康的運動，發展出新的心態？這些都是你要提問和回答的重要問題，這會為你繼續前進的歷程和內容，提供更好的洞察力。所以，接下來呢？你是否有可能在餘生繼續吃純淨的食物？那是當然的。現在，你已經知道「吃純淨食物」和「所有加工食品欠缺促進健康的營養成分」，所代表的意義了。從重度加工飲食轉換到純淨食物，可能促成活力和情緒層次的改善。

　　你是否要在接下來的此生吃完全純淨的飲食？也許不會。你會想要吃那些在這幾週沒吃的好玩食物，也許來一點巧克力碎片餅乾、一些鬆餅、一點薯條。不要有罪惡感！淨化二十的目的在於幫助你重新設定。這並不是要剝奪你在加工食品上找到的樂趣。重點不在於你是否會將不在淨化二十食物清單中的食品和飲料加回來，而是在於何時和如何。

　　這時該重新引進這些食物了，但重點是要讓你不會消除過去二十天來所做的所有進展。對於你的轉化，以及淨化二十對身體所做的重設，抱持敬重。你的喜好自從避開許多加工成分和所含的化學物質後，已然改變了。就連消化系統都受到重設，期望著不同的食物品質和分量。因此，在享用那些舊飲食時，慢慢來，不要一次就沉溺其中，是很重要的，否則你將發現胃會不太舒服，情緒和活力層次會改變，動作也會變得有些遲緩。

　　在你準備要重新引進食物時，我們希望過去二十天的淨化飲食，能鼓勵你將某些食品和飲料放在「永遠禁止」的清單內。哪些東西和多少東西會被列入這張清單中，完全取決於你。但裝滿了人工色素、堆了添加糖，以及含高果糖漿的食品，最好能很快就登上這份清單。現在來做兩份清單。第一份是你的永遠禁止清單，那些你決定永不再吃或打算盡可能少吃的食物。另一份則是過去二十天內不能吃，但你想要慢慢地重新引進飲食中的種類。

　　這兩份清單看來如下：

禁止	重新引入
汽水	披薩
洋芋片	牛肉起司漢堡
含有高果糖漿的烤肉醬	牛排
棉花糖	巧克力碎片餅乾
炸魚	鬆餅和煎餅
甜甜圈	牛肉餡餅
含有很多糖及人工成分的冰茶	墨西哥玉米脆片和莎莎醬

　　當這兩份清單準備好時，你就可以開始重新調整了。這段調整期間也是二十天。這個想法是，每兩到三天，你就應該將一個新項目加進飲食中。這表示到了重新調整期結束後，你主要是吃更純淨的食物，但同時也能吃那些未必是最健康，但令人喜愛的其他食物。

　　接下來，你要在清單中做不同的區分。試著將那些非常不健康，但吃起來超美味的東西，做一些調整。你也可以減少加工食品的量，加入純淨食物項目來補足因為減量而造成的熱量不足。例如，如果你習慣吃沾滿奶油和鹽的油炸爆米花，那就試試撒了一些海鹽的氣爆式爆米花。與其飲用汽水，不妨試試加味氣泡水，或自己擠一些柑橘果汁到蘇打水中。這個概念是：不期望你吃得完美，但整體飲食選項會被提升到更高的健康層次。

　　至於要多常進行淨化二十每日餐點計畫呢？由你決定。為何不進行呢？這份計畫中都是健康又營養的食物，貼近大自然提供給我們的狀態。這種進食方式應該是常態，而不是特例。我們需要努力並做出犧牲來吃得健康，這件事就證實了我們已經讓事態脫軌到不良的程度。做自然而有益的事，不應該需要付出額外的努力。

　　現在你完成了二十天的計畫，應該也覺察出就算只進行一點，也會有好處。你可以進行精簡版，只做七天或十天的計畫。把它想成是將車子送廠做保養。讓你的體液部分達到最佳狀態，就像檢查引擎和煞車一樣重要，如此可以確保你在產生傷害及花費太高之前先找到問題，或者一開始就能預防問題產生。讓你的頭腦和身體都調整好，外在看起來和內在自我感覺都達到最佳狀態，準備好提供頂尖表現。

Part III
生活應用

淨化二十
食譜

chapter 7

這些食譜依據的是淨化二十基本原則。有些項目可能不在你原本的淨化二十食物中，但沒有關係。要記得，如果你想要，可以增加更多的純淨成分。我們也沒有規定要在一天中的何時使用這些食譜。如果你想在午餐時使用晚餐的食譜，或是晚餐時使用午餐的食譜，都不是問題。

　　這些食譜只是指導，不是什麼不能更動的硬性規定。這是要你去實驗新的食物、組合及口味。只要是使用認可的純淨食物，請隨意玩耍和調整。最重要的是，向新食物令人沉醉的愉悅敞開心胸，好好享受！

早　餐

① 純淨蔬菜果昔

一杯甜美的蔬菜果昔結合了兩個世界的好處。甜味讓味覺亢奮，蔬菜和水果則因為使用植物營養素來供應身體的每日運作所需，而讓細胞和組織十分高興。這是一杯不會讓人失望的喚醒果昔。

分量

2 人份／12 盎司（約 340 公克）

材料

2 顆加拉蘋果（Gala），去核、去皮、切片

1 根熟香蕉，剝皮切片

3/4 杯綠色無籽葡萄

1/2 杯無糖冷杏仁奶

1/4 小匙肉桂粉

1/2 杯已去梗的捲葉羽衣甘藍

1/2 杯冰塊

作法

將所有食材放入攪拌機中，攪打成滑順的泥狀。

享用吧。

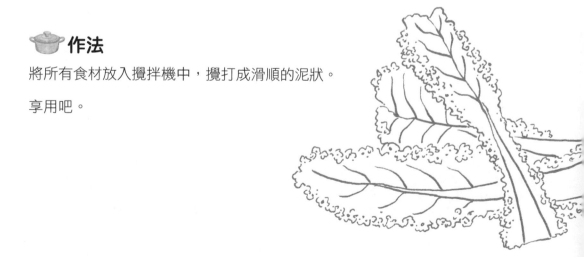

這杯果昔充滿了對比的口味能讓你滿足，還用菠菜和亞麻籽的能量養分充滿你。香蕉和柳橙果汁的甜味或許能掩蓋菠菜的土味，卻不會拿走菠菜所提供的植物養分。

分量

2 人份／ 12 盎司（約 340 公克）

材料

1 杯嫩葉菠菜，去梗

1/2 杯有機低脂或脫脂原味希臘優格

1/2 杯新鮮柳橙汁

1 根熟香蕉，剝皮切片

1/2 顆小檸檬，去皮、切片、去籽

1/2 顆小萊姆，去皮、切片、去籽

2 大匙未經過濾的有機亞麻籽油（非必要）

7 顆冰塊

作法

將所有食材放入攪拌機中，攪打成滑順的泥狀。

③ 莓果果昔

再沒有比用一杯充滿抗氧化劑、強力維生素組合來開啟一天，更能為你增強活力程度的東西了。不到五分鐘的時間，你就有了足以讓你吃飽出門，且一整天充滿能量的養分。

分量
2 人份／ 12 盎司（約 340 公克）

材料
2 杯綜合莓果

1 根熟香蕉，剝皮、切片

1 杯有機低脂或脫脂原味希臘優格

1 杯無糖杏仁奶

1/2 小匙有機蜂蜜

6 顆冰塊

作法
將所有食材放入攪拌機中，攪打成滑順的泥狀。

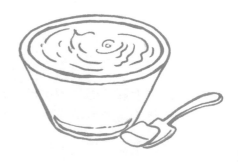

這份具有多種變化的食譜，準備時間不到十分鐘，同時給你足夠的機會去選擇喜歡的餡料。只要有菠菜和起司，就完成了準備工作，但不要害怕去實驗其他美味的組合。

分量

1 人份

材料

2 顆蛋	適量現磨黑胡椒粉
1/8 小匙磨碎的肉荳蔻（nutmeg）	1 杯嫩葉菠菜
1/4 小匙洋蔥粉	1 大匙特級冷壓橄欖油
2 大匙水	1 盎司（約 28 公克）切達起司
適量鹽	

作法

1. 在大碗中，將蛋、肉荳蔻、洋蔥粉、水、鹽和黑胡椒粉攪拌均勻，然後將菠菜拌入。

2. 使用小煎鍋，以中大火熱油，記得搖動鍋子，讓油沾滿整個鍋底。

3. 將蛋液倒入鍋中。蛋液周邊應該會立刻變得結實。

4. 以鍋鏟輕輕將煮好的部分從邊緣向鍋子中心推去，讓未煮熟的蛋接觸熱鍋底的表面。在來回移動煮熟的部分時，持續搖動鍋子。

5. 當上層表面結實且看不到未煮熟的蛋時，將起司放在蛋卷的一側。以鍋鏟將蛋卷對折。繼續煎 1 分鐘，然後翻面，再煎 1 分鐘。

6. 撒上鹽和黑胡椒粉增添風味，趁熱享用。

義式烘蛋很好做，但這不表示它所能提供的營養只是輕量級的。在那爆發力十足的口味下，也帶來了許多的營養成分，例如：維生素 A、D，鈣、膽鹼，以及分量可觀的蛋白質。不到十五分鐘，你就可以展開美好的一天。

分量

2 人份

材料

4 顆蛋

1/4 杯脫脂牛奶

1/4 小匙乾百里香

適量鹽

適量現磨黑胡椒粉

3 條火雞肉培根，煮熟、切好

3 盎司（約 85 公克）切達或菲達起司

1 大匙特級冷壓橄欖油

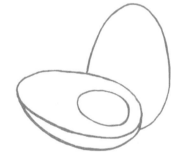

作法

1. 在大碗中，將蛋、牛奶、百里香、鹽和黑胡椒粉攪拌均勻，放入培根、起司後，再度攪拌均勻。

2. 使用 8 吋（約 20 公分）大的煎鍋，以中火熱油。油熱後，倒入蛋液。2 分鐘後，將火轉小，繼續煮 8 分鐘，或直到蛋幾乎都凝固了。

3. 將煎鍋從爐上移開。加上蓋子，直到蛋完全煮熟凝固（約 5～10 分鐘）。

4. 將烘蛋切成三角形，以鹽和黑胡椒粉調味，溫熱時食用。

6 烤蘋果燕麥盅

這道簡單的食譜組合了兩種受歡迎的早餐品項，成為一道菜餚，有著大地美好的全穀，以及烤蘋果的自然甘甜。其美好之處在於你可以玩得開心，把莓果或其他食材加到蘋果盅裡，每次都能體驗到不同的美食經驗。

分量

2 人份

材料

1 杯傳統燕麥片

1 杯有機無糖杏仁奶

1/4 小匙有機蜂蜜

1/2 小匙肉桂粉

2 顆大的紅蘋果（如果可以，請選蜜脆果〔Honeycrisp〕或貝兒芬〔Brae-burn〕）

1 大匙切碎的核桃（非必要）

1/2 顆檸檬的果汁

作法

1. 將烤箱以攝氏 175 度預熱。

2. 在小碗中，混和燕麥片、杏仁奶、蜂蜜、肉桂粉和檸檬汁，靜置 20 分鐘。

3. 將蘋果頂端切除並去核。

4. 以湯匙將蘋果中間挖空，以便填入燕麥料。

5. 如果選擇加核桃，將之混入燕麥料中，再填入蘋果內。

6. 將蘋果放在烤盤上，在外層的平底鍋中加熱水至 1/4 吋（約 0.6 公分）高。以錫箔紙覆蓋後烤 30 ～ 40 分鐘，直到蘋果柔軟但不爛糊。

7. 溫熱時食用。

不是每個人都想吃一頓又大又複雜的早餐,或有時間在忙碌的早晨花時間做出一頓需要許多步驟的餐點。這道優格百匯可以在五分鐘內就做出來,卻擁有花半小時準備的餐點那樣的豐富口味,也同樣令人滿足。好處是什麼?它可以帶著走喔。

分量

1 人份

材料

1/4 杯藍莓

1 杯有機低脂或脫脂原味希臘優格

2 大匙燕麥片(granola)

1/4 杯切片香蕉

1/4 杯切片草莓

1/2 小匙有機蜂蜜(非必要)

作法

1. 將藍莓放入一個容量大於 8 盎司(約 227 公克)的杯子中。

2. 舀 1/2 杯的優格到藍莓上。

3. 將 1 大匙燕麥片倒在優格上。

4. 將香蕉切片鋪於燕麥片上。

5. 將其他材料放入優格中。

6. 將剩下的燕麥片倒在上面。

7. 把草莓切片置於頂端,喜歡的話再淋上蜂蜜。

在早上，蛋和火雞肉的組合是最能補充能量的方式，可補足體內在睡眠中損耗的蛋白質、鐵，維生素 A、E、B12 和膽鹼等營養素。這份料理足以滿足飢餓感，又很清淡，不會讓你在一天開始之際就感覺沉重，是很好的早餐選擇。

分量

4 人份

材料

2 小匙橄欖油

1 磅（約 454 公克）火雞絞肉

1/4 小匙辣椒粉

1/2 小匙鹽

1/2 小匙胡椒粉

5 顆蛋

1 顆小番薯

3/4 杯羽衣甘藍葉，去梗

7 顆熟櫻桃番茄，剖半

1/4 杯新鮮羅勒葉，切細。

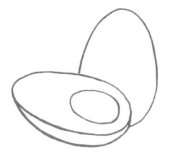

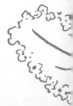

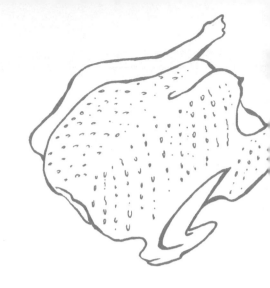

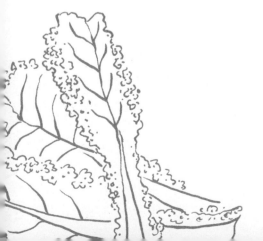 作法

1. 將烤箱以攝氏 190 度預熱。

2. 以 1 小匙油,塗抹在 8 英吋(約 20 公分)大的方形烤盤內側。

3. 在中型煎鍋裡,倒入 1 小匙油,再放入火雞絞肉。將肉在鍋內鋪平,使更多肉的表面接觸到鍋子。以中大火將火雞絞肉煮到呈褐色。撒入辣椒粉,及一半分量的鹽和胡椒粉。

4. 在碗中打蛋,以剩下的鹽和胡椒粉調味。

5. 將番薯去皮,切成薄圓片。

6. 將番薯圓片放在方形烤盤底部,將煮好的火雞肉鋪在上面。接著,將羽衣甘藍葉平均地層疊鋪上,再倒入蛋液,最後放上番茄和羅勒葉。

7. 將烤盤放到烤箱中,烤 35 ～ 45 分鐘,直到熟透。

8. 趁熱享用。

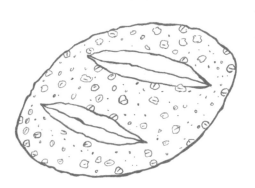

9 培根蛋起司三明治

這道經典早餐三明治,自製的會比買來的更好。它不只是比較新鮮,也更健康。裡面充滿了蛋白質和全穀,能提升你的活力層次,強力展開全新的一天。

分量

1 人份

材料

2 條火雞肉培根

2 片百分百全穀或全麥麵包,烤過

2 顆蛋

適量鹽

適量現磨黑胡椒粉

1 大匙起司絲

2 片番茄片

🍲 **作法**

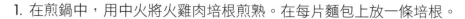

1. 在煎鍋中,用中火將火雞肉培根煎熟。在每片麵包上放一條培根。

2. 在碗中打蛋,以鹽和黑胡椒粉調味。然後將蛋液倒入煎鍋中,煮到蛋凝固。將蛋翻面,加上起司絲,繼續煮 30 ～ 60 秒。

3. 將蛋放在火雞肉培根上,再放上番茄片後,以鹽和黑胡椒粉調味,再將另一片麵包倒扣放在上面,就完成三明治了。

4. 溫熱時享用。

⑩ 活力爆發優格

沒有什麼東西能以這樣刺激感官、恢復活力的新鮮口味組合，為你開啟新的一天。不變的燕麥片與爆發出甜蜜的水果和蜂蜜相結合。抗氧化劑基本上是從這道菜餚中跳出來，讓你活力滿滿地出發。

 分量

1 人份

材料

5.3 盎司（約 150 公克）原味脫脂希臘優格

1/2 小匙有機蜂蜜

1/4 小匙肉桂粉

2 大匙傳統燕麥片

1 顆檸檬的外皮，磨絲

2 大匙藍莓乾（或覆盆子乾、其他莓果乾，非必要）

1 小匙對切杏仁（非必要）

作法

1. 將優格、蜂蜜、肉桂粉、燕麥片和檸檬皮絲在一個小碗中翻拌均勻。靜置 5 分鐘，讓燕麥軟化。

2. 撒上莓果乾和杏仁後，即可享用。

⑪ 藍莓燕麥粥

這是傳統食譜的現代版,傳達大浪般的豐富口味,增添了燕麥全穀中自然爆發的大量營養成分。你可以輕易地使用火爐或微波爐來準備,這份早餐穀物食譜是一整天隨時都適合享用的。

分量

2 人份

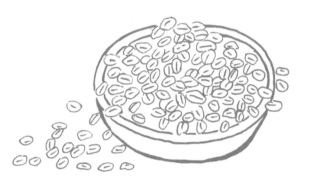

材料

1 杯傳統燕麥片

1 又 1/3 杯水

1 小匙有機蜂蜜

1/4 小匙肉桂粉

1/4 小匙磨碎的肉荳蔻

少許鹽

1/3 杯藍莓

1/2 杯低脂牛奶(或豆漿、無糖杏仁奶)

1/2 小匙柳橙皮,細切或磨絲

作法

1. 將燕麥片、水、蜂蜜、肉桂粉、肉荳蔻和鹽,放入一個可微波的碗中翻拌均勻。以盤子或溼廚房紙巾覆蓋在上面。用高溫微波 3 ～ 5 分鐘。

2. 微波好後放置 2 分鐘,然後移除覆蓋物。放入藍莓、牛奶和柳橙皮,攪拌均勻。

3. 再將碗覆蓋住,微波約 2 ～ 3 分鐘,之後放置約 1 分鐘再食用。

⑫ 烤燕麥粥

多數人都習慣使用火爐或微波爐來準備燕麥粥，但如果時間許可，真正的美食是要在烤箱裡烹煮。用烤箱烘烤，可以讓燕麥片和其他材料充分混和，並達到最佳風味。它的豐富與美味，只有每一口中的大量營養成分能與之抗衡。

分量

4 人份

材料

3 杯傳統燕麥片

2 小匙肉桂粉

1/2 小匙鹽

1 杯有機低脂或脫脂牛奶

2 顆蛋

2 小匙有機香草精

1/2 杯融化的有機奶油

1/2 杯有機覆盆子乾或藍莓乾（非必要）

作法

1. 將烤箱以攝氏 190 度預熱。

2. 在大碗中，混和燕麥片、肉桂粉和鹽，再倒入牛奶、蛋、香草精和融化的奶油，攪拌均勻。

3. 如果喜歡，就放入覆盆子乾或藍莓乾，攪拌均勻後，倒入 9×13 吋（23×33 公分）的玻璃烤盤中，並鋪平。

4. 放進烤箱烘烤 30 ～ 35 分鐘。

5. 趁熱享用。

午　餐

⑬ 黃瓜冷湯

黃瓜是一種完美的冷湯蔬菜。口味清淡、充滿水分，而且味道上相對中性，是各種餐飲的最佳補充品。這道料理準備起來毫不費力，也只需要一點點材料，在製作上一點都不麻煩，這正是它該有的情況。

🍴 分量

6 人份

材料

3 根黃瓜，對切、去皮、以湯匙刮
　除種子、切塊

適量海鹽

1 杯有機放牧雞肉高湯

2 杯有機白脫牛奶（buttermilk，經
　發酵的脫脂牛奶）

2 杯有機低脂原味希臘優格

2 小題新鮮時蘿，切碎

1 瓣大蒜

3 大匙新鮮檸檬汁

1/2 杯新鮮巴西里葉，切碎

5 根香蔥，切碎

1/4 杯特級冷壓橄欖油

適量鹽

適量現磨黑胡椒粉

🍲 作法

1. 將 1 小匙鹽撒在黃瓜上，將黃瓜靜置約 10 ～ 15 分鐘。

2. 將高湯、白脫牛奶、優格、黃瓜、時蘿、大蒜、檸檬汁、巴西里葉、香
　蔥、橄欖油，以及調味用的鹽和黑胡椒粉，放入攪拌器或食物處理機中，
　攪拌成滑順的泥狀。

3. 冷藏約 1 個小時後，再端上桌享用。

毛豆青醬全麥義大利麵

這份食譜好吃到令人難以置信。也許食譜中的個別材料讓你不感興趣,但當它們全部放在一起時,就會產生美味魔法。這份食譜以充滿維生素、蛋白質和纖維質的毛豆,取代傳統的羅勒。將一點土性和光亮健康地織入這道傳統義大利菜餚中。

分量

4 人份

材料

1 杯冷凍帶殼毛豆,解凍

2 片大蒜,切碎

1/4 杯切碎的杏仁,烤過

1/4 杯新鮮巴西里葉

1/2 顆檸檬的外皮,刨絲

1/2 杯現磨帕瑪森起司,可多準備一些做裝飾用

1/4 杯特級冷壓橄欖油,可依需要多加一些

適量鹽

適量現磨黑胡椒粉

1 磅(約 454 公克)全麥義大利麵

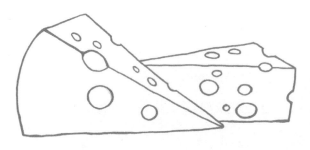

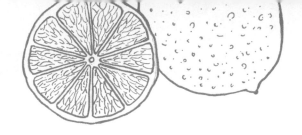

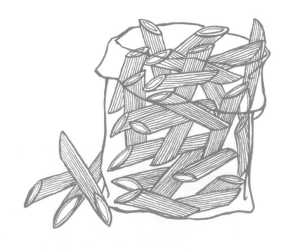 作法

1. 在食物處理機中,放入毛豆、大蒜和杏仁,攪打切碎。接著,放入巴西里葉、檸檬皮絲、帕瑪森起司和橄欖油,攪打到所有材料均勻、毛豆被完全切碎為止。將混和好的醬料移到大攪拌碗中,以鹽和黑胡椒粉調味。

2. 在一大鍋水中加足量的鹽,開火煮滾。依據包裝上的建議煮麵。在瀝乾水分之前,倒 2 ～ 3 匙的煮麵水到 1. 的醬料中,攪拌均勻。

3. 將煮好的麵瀝乾後,倒入 1. 的醬料碗中,用麵夾翻拌麵條,讓麵條均勻沾裹醬料。將麵條分成 4 等份,撒上帕瑪森起司後上桌。

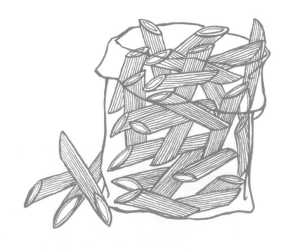

15 青醬雞肉沙拉

青醬雞肉無論運用在任何料理中都很美味,放在沙拉中享用也一樣令人驚喜。常見的材料都已經包含在裡面,再添加一點佐料,就能讓這個原本就很美味的組合更加好吃。無論是單獨品嚐青醬雞肉,或是加在麵包上、做為蘸醬,都不會讓你失望。

🍴 分量

4 人份

🗄 材料

◆ 青醬材料

2 杯新鮮羅勒葉,去梗

2 大瓣大蒜

3 大匙松子

1/2 杯現磨帕瑪森起司

適量鹽

適量現磨胡椒粉

1/3 杯特級冷壓橄欖油

◆ 沙拉材料

2 杯無荷爾蒙牧場飼養雞的烤雞
　肉,去皮、切絲

1/3 杯純淨美乃滋(第 232 頁食譜)

1 大匙甜碎瓜(sweet relish)

1 根芹菜莖,切細丁

2 大匙切碎的紅洋蔥

適量胡椒粉

8 片熟番茄片(非必要,可使用於
　三明治)

百分百全麥或全穀麵包(非必要,
　可使用於三明治)

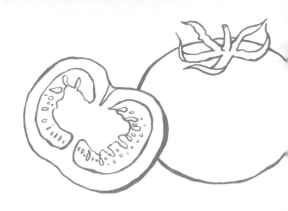

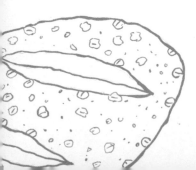 **作法**

◆ 青醬

1. 將羅勒、大蒜、松子和帕瑪森起司，放入食物處理機中攪打均勻，以適量的鹽和胡椒粉調味。

2. 繼續攪打，在食物處理機轉動的過程中，慢慢倒入橄欖油，直到醬料乳化為止。

◆ 沙拉

1. 在大碗中，均勻混和雞肉、青醬、美乃滋、甜碎瓜、芹菜莖和紅洋蔥。以適量胡椒粉調味。

2. 把青醬倒入沙拉中，或當成蘸醬，或是搭配番茄片和麵包做成三明治，端上桌享用。

冬南瓜湯

冬南瓜湯可能是歷史上最受到輕忽的湯品。它有豐富的口味、滑順的口感及濃郁的香氣,因此全年都適合飲用。你可以準備大分量做為一餐,或使用小一點的分量做為開胃菜。讓它的香氣在你品嚐前先占據你的鼻腔。享受完整的經驗。

分量

6 人份

材料

2 大匙有機奶油

1 顆紅洋蔥,切碎

1 大瓣大蒜,切碎

1/2 小匙肉荳蔻,磨碎

1 杯已去皮及切塊的加拉或富士蘋果

2 磅(約 907 公克)冬南瓜,去皮、去籽

3 杯有機蔬菜高湯,與 3 大匙特級冷壓橄欖油混合

1 小匙小茴香粉(孜然粉)

1/4 杯有機白脫牛奶

適量鹽

適量現磨黑胡椒粉

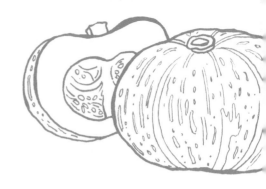

🍲 作法

1. 在大平底深鍋中,以中火融化奶油,放入紅洋蔥和大蒜。翻炒到軟,大約需要 5 分鐘。將肉荳蔻撒在蘋果上,然後放入鍋中。

2. 將南瓜切成 1 吋(約 2.5 公分)大的厚塊。

3. 將南瓜塊、高湯及小茴香粉放入鍋中,慢慢煮至南瓜軟化,約需 10 ～ 15 分鐘。

4. 撈出南瓜塊,放入食物處理機或攪拌機中,再倒入白脫牛奶,攪打成滑順的泥狀。

5. 將處理好的南瓜牛奶泥移回鍋中。在小火上邊攪拌邊燉煮約 5 分鐘,以適量的鹽和黑胡椒粉調味。

⑰ 火雞肉沙拉

這份食譜是將傳統的沙拉調理方式稍加改進，以容納多汁的火雞肉。堅果和芹菜提供清脆感，而自製的純淨美乃滋不只是所有材料的黏合劑，還貢獻出讓所有口感融合在一起的風味。

🍴 分量

4 人份

🥫 材料

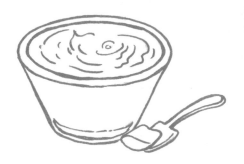

12 盎司（約 340 公克）火雞肉片

1/4 小匙鹽

現磨黑胡椒粉

特級冷壓橄欖油，放在噴瓶中

1/2 杯水

2 根芹菜莖，切片

1 杯紅色無籽葡萄，切對半

1/4 切碎的核桃，烤過

2 大匙巴西里葉，切碎的

4 根香蔥，切段

1 大匙純淨美乃滋（第 232 頁食譜）

3 大匙有機低脂或脫脂原味優格

1 小匙有機蜂蜜

4 片比布萵苣葉（Bibb lettuce），盛裝用

作法

1. 將火雞肉片以鹽調味後，撒上一些黑胡椒粉。

2. 將橄欖油噴在中等尺寸的煎鍋上，以中火加熱。放入火雞肉，煎到肉片呈褐色，大約 3 ～ 4 分鐘。翻面再煎，直到火雞肉的底面呈金色，大約再 3 分鐘。

3. 倒入水，蓋住鍋子後，煮約 6 ～ 8 分鐘，直到火雞肉熟透。將火雞肉移到鍋外放涼。

4. 在中碗裡，將芹菜、葡萄、核桃、巴西里葉和香蔥，翻拌均勻。

5. 在小碗裡，將美乃滋、優格和蜂蜜攪拌均勻。用兩隻叉子將火雞肉撕成絲狀，倒入裝著芹菜、葡萄等食材的中碗，翻拌均勻後，再將小碗中的醬料倒入，攪拌到所有食材都均勻沾裹醬汁。

6. 以比布萵苣葉盛裝分好的火雞肉沙拉，即可端上桌享用。

⑱ 美味烤番茄

番茄富含抗氧化劑茄紅素，還有維生素 C、鉀、β - 胡蘿蔔素及纖維質，其風味也跟營養成分一樣豐富。它們適合各種調味和烹煮方式。這道簡單的食譜需要的材料不多，只需要一點耐心就可以品嚐到無與倫比的風味組合。

分量

4 人份

材料

2 大匙橄欖油（可準備多一些，以便淋在成品上）

3 瓣大蒜，切碎

1/2 小匙海鹽

1/2 小匙有機蜂蜜

1 小匙乾羅勒葉

1/4 杯現磨帕瑪森起司

少許紅辣椒片

3 大匙水

2 磅（約 908 公克）聖女番茄，沿長邊切對半、去籽

作法

1. 將烤箱預熱至攝氏 230 度。在烤盤上鋪錫箔紙。

2. 在大碗中，將橄欖油、大蒜、鹽、蜂蜜、羅勒葉、帕瑪森起司、紅辣椒片和水，攪拌均勻。放入番茄，攪拌到醬料均勻沾裹在番茄上。

3. 將番茄以切面朝上的方式放在錫箔紙上，放進烤箱烤 20 分鐘。

4. 淋上一些橄欖油後，即可享用。

⑲ 全麥義式前菜麵包

這道經典義式菜色從來都不會是錯誤的選擇。它可以當成點心或前菜享用，甚至可以當作一餐。竅門在於確保麵包的口感是酥脆而非硬實。莫佐瑞拉起司也為這道令人口水直流的料理添加了另一種風味及更多蛋白質。

分量

10 片

材料

5 顆熟成聖女番茄，切碎

2 瓣大蒜，切碎

8 片新鮮羅勒葉，切碎

1/2 小匙海鹽

1/2 小匙胡椒粉

2 大匙特級冷壓橄欖油

1 條百分百全麥或全穀麵包，切成 3/4 吋（約 2 公分）寬的厚片

1 盎司（約 28 公克）莫佐瑞拉起司，磨絲

作法

1. 在小碗中，將番茄、大蒜、羅勒葉、鹽和胡椒粉，攪拌均勻。

2. 將烤箱以攝氏 230 度預熱，烤架置於最上層。

3. 將油塗抹在一張大烘焙紙上，再平鋪一層麵包切片。接著，將油塗抹在每片麵包朝上的那面。

4. 將麵包送入烤箱，烤 1 ～ 2 分鐘。

5. 將麵包從烤箱取出，用湯匙將 1. 的番茄混合料放在每片麵包上，再撒上一些莫佐瑞拉起司。

6. 將麵包放回烤箱，烘烤約 30 秒或直到起司融化但未燒焦。

7. 從烤箱中取出麵包，放涼後食用。

⑳ 番茄鷹嘴豆沙拉

在這道沙拉中，味道迥異的兩個主要食材不會彼此爭搶風頭，反而共舞出令味覺喜悅的美食。鷹嘴豆令人滿足的堅果風味，透過黃瓜和瑞士起司搭起的橋梁，與番茄扎實的甜美混和在一起。這道沙拉簡單而優雅，絕對會讓你想一嚐再嚐。

分量

4 人份

材料

◆ 沙拉醬

1 瓣大蒜，切碎

1/4 杯巴薩米可醋

2 大匙特級冷壓橄欖油

適量鹽

適量現磨黑胡椒粉

◆ 沙拉

3/4 杯切達起司或蒙特利傑克起司（Monterey Jack cheese），切塊

1 罐 16 盎司（約 453 公克）的鷹嘴豆，洗淨、瀝乾

1 根黃瓜，切片

2 大匙新鮮巴西里葉，切碎

3 顆番茄，切碎

1 根香蔥，切碎

現磨黑胡椒粉

試量海鹽

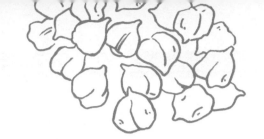

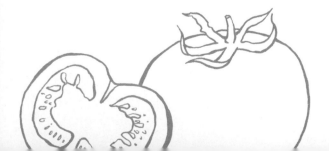

🍲 作法

◆ 沙拉醬

1. 在小碗中，將大蒜、橄欖油、醋、適量的鹽和黑胡椒粉，攪拌均勻。

◆ 沙拉

1. 在大碗中，將起司、鷹嘴豆、黃瓜、巴西里葉、番茄和香蔥，翻拌均勻。

2. 倒入沙拉醬，混和均勻。將大碗蓋好，冷藏至少 1 個小時。

3. 以適量的鹽和黑胡椒粉調味，冷藏後享用或在室溫下享用。

㉑ 番茄泥

這道簡單的蔬菜泥，非常適合用來烹煮番茄湯、砂鍋料理或義大利麵醬。它的製作方法非常簡單，需要的材料也不多，只要幾分鐘就可以準備好。這是地中海國家的常見料理。只要把它加進菜餚中，就會為菜餚添加明亮的色彩和鮮明的番茄口味。

分量

大約 1 公升

材料

2 磅（約 907 公克）熟成聖女番茄

作法

1. 以冷水清洗番茄後，輕輕拍乾。

2. 將番茄去皮，切對半後，切掉軟爛處或其他瑕疵。

3. 去核，挖出籽及水水的果肉。

4. 大略切一下番茄。

5. 在深鍋中裝水，以中火煮滾後，放入番茄，轉為中小火，煮到番茄釋出汁液並變軟，大約 8 ～ 10 分鐘。

6. 將番茄從熱水中取出，放入冷水中約 3 分鐘。

7. 將番茄放入攪拌機或食物處理機中，攪拌成滑順的泥狀。

㉒ 黑豆番茄沙拉

有些菜餚不是為了成為明星而誕生，反倒是以配角的身分綻放光采。這道沙拉就完美地演繹出自己的配角身分，是烤雞胸肉或魚排的最佳搭檔。萊姆和香菜點亮了這道菜餚，使它令人難忘。

分量

4 人份

材料

2 顆哈斯酪梨，切碎

5 片新鮮羅勒葉，切碎

1 罐 15 盎司（約 425 公克）黑豆，洗淨、瀝掉水分

2 大匙切碎的新鮮香菜

1 根無籽黃瓜，去皮、切片

1 顆小的黃色洋蔥，切碎

1 顆萊姆的果汁

3 顆熟成聖女番茄，切碎

適量海鹽

適量現磨黑胡椒粉

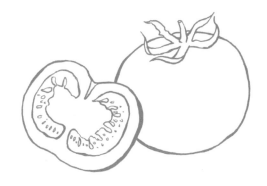

作法

1. 均勻混和所有材料，以適量的鹽和黑胡椒粉調味。

2. 冷藏後享用。

如果火雞肉也很好吃，而且提供了幾乎等量的蛋白質時，何必只選牛肉呢？這道漢堡嚐來多汁，令人滿足，而且風味俱佳。只要花十五分鐘，你就可以咬下自己的創意，對於使用少少的食材和香料所能創造出的滋味大加讚賞。

🍴分量

4 人份

材料

1 磅（約 454 公克）火雞絞肉

2 大匙特級冷壓橄欖油

1 大匙有機伍斯特醬
（Worcestershire sauce）

1/2 小匙鹽

1/4 小匙黑胡椒粉

1 盎司（約 28 公克）切達起司
（每份肉餅所搭配的量）

1 片大番茄片
（每份肉餅所搭配的量）

🍲 作法

1. 在大碗中，將火雞絞肉、1/2 大匙橄欖油、伍斯特醬、鹽和黑胡椒粉，翻拌均勻。

2. 將肉分成 4 等份，做成肉餅。

3. 以中火熱鍋，倒入剩下的油，覆蓋整個鍋底。

4. 煎肉餅，煎好一面後，翻面煎至熟。

5. 在肉餅快煎好的前幾分鐘，將起司放在上面，以使起司融化。

6. 可以沙拉的方式享用，或放在全穀圓麵包上，加番茄片一起享用。

㉔ 酪梨鷹嘴豆沙拉

這道簡單的料理中，充滿了蛋白質和纖維質。它的製作方法很簡單，豐厚的口味並非由酪梨主導，而是使用簡易的沙拉醬讓整道菜截然不同。這道料理可以單獨品嚐，或搭配魚肉或雞肉菜餚。

分量

2 人份

材料

2 大匙切碎的新鮮香菜

1/2 顆檸檬的果汁

1/4 杯橄欖油

1 大匙有機芥末醬

1/8 小匙黑胡椒粉

1/4 小匙海鹽

1 顆哈斯酪梨，切塊

1 罐 15 盎司（約 425 公克）的鷹嘴豆，洗淨、瀝乾

1/2 顆小的紅洋蔥，切細片

2 杯羽衣甘藍葉，去梗

2 杯芝麻菜

作法

1. 在大碗中，將香菜、檸檬汁、橄欖油、芥末醬、黑胡椒粉和鹽，攪拌均勻。

2. 放入酪梨、鷹嘴豆、紅洋蔥、羽衣甘藍葉、芝麻葉，翻拌均勻。

3. 室溫下享用。

25

雞肉羽衣甘藍番薯總匯

這道菜餚具有兼容並蓄的風味與口感，讓原本無聊的雞胸肉變得刺激，也提振了味覺。蛋白質、纖維質、維生素和其他營養成分都提供給你，熱量則是相對微不足道。量不用多就能讓你飽足，而且感覺良好。

分量

2 人份

材料

1 大把羽衣甘藍，去梗

1/4 小匙小茴香粉

3 瓣大蒜，切碎

2 大匙特級冷壓橄欖油

適量海鹽

適量現磨黑胡椒粉

1 顆大的番薯，去皮、切塊

2 片 6 盎司（約 170 公克）無骨去皮雞胸肉

1/2 杯葡萄番茄，切對半

1/2 顆大檸檬的果汁

2 杯混合綠葉疏菜

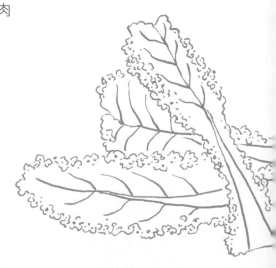

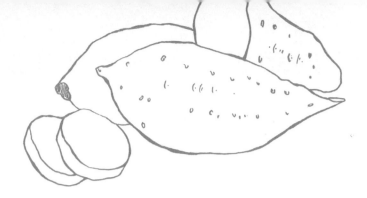

🍲 作法

1. 將烤箱以攝氏 200 度預熱。

2. 在大碗中，將羽衣甘藍、小茴香粉、大蒜、1 大匙橄欖油、1/4 小匙鹽和適量黑胡椒粉，翻拌均勻。

3. 將番薯塊放到大張烘焙紙上，再倒入羽衣甘藍混合料，翻拌均勻。烤到番薯軟化，羽衣甘藍變脆，大約 15 ～ 20 分鐘。

4. 雞胸肉拍平到約 1/2 吋（約 1.3 公分）厚，放入已倒了一層油的烤盤中。以鹽和黑胡椒粉調味。烤熟。

5. 將 3. 的羽衣甘藍番薯混合料倒回大碗中，放入葡萄番茄、檸檬汁、1 大匙橄欖油、沙拉蔬菜，和適量的鹽及黑胡椒粉，翻拌均勻。

6. 將雞胸肉和羽衣甘藍番薯沙拉裝盤。溫熱時享用。

26

多汁雞肉漢堡

傳統漢堡在變化之下，帶來了豐富的口感和養分。用雞肉來取代牛肉，並不會多花錢，而且可以獲得幾乎等量的蛋白質，攝取的油脂和熱量也會比較少，同時能得到相當多的維生素 B3、B6。快速精簡的食譜，將會是你的漢堡倉庫中受歡迎的新成員。

分量

2 人份

材料

1 大匙特級冷壓橄欖油

1 磅（約 454 公克）雞絞肉（或火雞絞肉）

1 瓣大蒜，切碎

2 小匙小茴香粉

1/2 顆小的黃洋蔥，細切

1 小匙純淨美乃滋（第 232 頁食譜）

1/2 小匙紅椒粉

1/4 杯切達起司，切細絲

適量海鹽

適量現磨黑胡椒粉

萵苣生菜

1 片番茄片（每份肉餅所搭配的量）

1 個百分百全穀圓麵包（每份肉餅所搭配的量）

以純淨調味料搭配享用

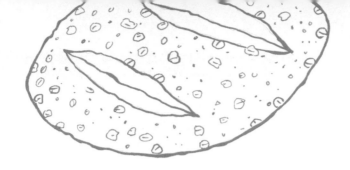

🍲 作法

1. 以中大火加熱大煎鍋中的油。

2. 在大碗中，將雞絞肉、大蒜、小茴香粉、黃洋蔥、美乃滋、紅椒粉、切達起司、適量的鹽和黑胡椒粉，翻拌均勻。

3. 分成 2 等份，做出約 1/2 吋（1.3 公分）厚的肉餅，以手指在肉餅中央按壓出一個小淺凹洞。

4. 在煎鍋中，以中大火煎肉餅，每面煎約 6 分鐘，直到熟透。

5. 將煎好的肉餅放在圓麵包上，搭配萵苣生菜、番茄片和自選的純淨調味料享用。

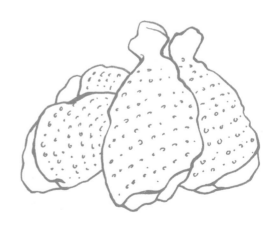

27 簡易羽衣甘藍脆片

到店裡購買羽衣甘藍脆片，真是浪費錢。你只需要一點材料和一點時間，就可以用少許成本自製。這種脆片帶有洋芋片的清脆口感，但具有洋芋片無法比擬的健康程度，而且容易攜帶、不昂貴、口感滿分。

材料

1～2 把羽衣甘藍

1 大匙特級冷壓橄欖油

1/2 小匙大蒜粉

適量鹽

作法

1. 將烤箱以攝氏 175 度預熱。

2. 羽衣甘藍去梗，將葉片撕到約 2 吋（約 5 公分）的小片。

3. 洗淨羽衣甘藍，並徹底去除表面的水分。

4. 在大碗中，將橄欖油、大蒜粉和適量的鹽，攪拌均勻。

5. 倒入羽衣甘藍，翻拌均勻。

6. 在非絕緣烤盤上鋪吸油紙，然後鋪上一層羽衣甘藍後，放入烤箱。

7. 烤 10～15 分鐘直到酥脆為止，注意不要烤焦。

8. 可溫熱或放冷後享用。

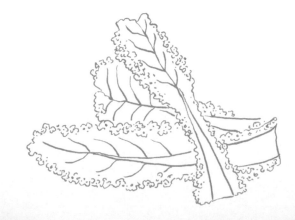

🔶28 火雞肉丸

火雞肉是極佳的紅肉替代品。每盎司有著幾乎等量的蛋白質，但更加精瘦且帶有較少的熱量。火雞肉的多樣性從千層麵到漢堡等皆適宜。這些肉丸的量足夠單獨品嚐或搭配義大利麵享用。

🍴分量

20 顆

🥫材料

1 磅（約 454 公克）火雞瘦肉絞肉

2 顆蛋，打散

2 瓣大蒜，切碎

1/4 杯洋蔥，細切

1/4 小匙鹽

1/2 小匙黑胡椒粉

1/2 小匙乾奧勒岡葉

1/2 杯乾燥的百分百全麥麵包粉

1 小匙特級冷壓橄欖油

🍲 作法

1. 將除了油以外的所有材料翻拌均勻，再做成 20 顆肉丸。

2. 將油塗在大煎鍋上。

3. 將肉丸煎約 7 分鐘，持續翻動肉丸，確認表面均勻上色、內部熟透。

美食大神好像在往地球看過後說：「在鮭魚上加桃子吧。」這就是兩種口味迴異的食材結合後的美味料理。食譜很簡單，可以在三十分鐘內完成，但它豐富的味道會讓大家以為你花了好幾個小時的工夫。

分量

4 人份

材料

1/2 大匙新鮮薑泥

1 大匙米醋

1/2 小匙新鮮百里香葉

2 大匙特級冷壓橄欖油

1/4 小匙鹽

1/4 小匙黑胡椒粉

1 大匙有機奶油

1 小匙蜂蜜

1/2 小匙肉桂粉

2 顆桃子，去皮、切成半月形塊狀

2 片 6 盎司（約 170 公克）的鮭魚片

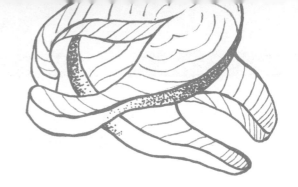

🥘 作法

1. 將烤箱以攝氏 220 度預熱。

2. 在小碗中，將薑泥、米醋、百里香葉、1 大匙橄欖油、鹽和黑胡椒粉，攪拌均勻。先放在一旁。

3. 在小煎鍋中融化奶油，放入蜂蜜和肉桂粉，稍微攪拌一下，再放入桃子。煎 1～2 分鐘，翻面再煎 1～2 分鐘。煎好後，先放在一旁。

4. 將剩下的油塗在錫箔烤盤上。用 2. 的薑混合料來為鮭魚調味後，將鮭魚放到烤盤中，再放進烤箱烤約 5 分鐘。

5. 烤好後，將鮭魚翻面，再放入桃子和醬料。繼續烤約 5 分鐘，或烤熟為止。

6. 趁熱享用。

㉚ 烤番薯條

誰說薯條不能是健康的？這份食譜很快就能消除大家的疑慮。番薯裡的所有營養成分都在酥脆口感和扎實的美味之下。不管是去皮或帶皮都不會出錯。你只需要幾種材料、一點創意和十五分鐘。

 分量

4 人份

 材料

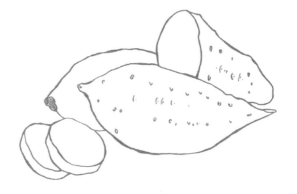

2 顆大的番薯

適量海鹽

適量現磨黑胡椒粉

2 大匙特級冷壓橄欖油

 作法

1. 將烤箱以攝氏 220 度預熱。

2. 番薯去皮，切對半後，先切成約 3/4 吋（約 2 公分）厚的塊狀，再切成至少 1/2 吋（約 1.3 公分）寬的薯條。

3. 將薯條平放在烘焙紙上。以適量的鹽和黑胡椒粉調味，淋上一些油。

4. 烘烤 15 ～ 20 分鐘，直到薯條變酥脆為止。趁熱享用。

晚　餐

31 檸檬烤雞

有時菜餚的簡單性與其絕佳風味呈現對比關係。這份食譜就是這樣,加上一點檸檬、鹽和黑胡椒粉,就可以為平淡無味的雞胸肉裝扮妥當。

 分量

4 人份

材料

4 片無骨去皮雞胸肉

2 又 1/2 大匙特級冷壓橄欖油

1 顆檸檬,切對半

適量猶太鹽(kosher salt)

適量現磨黑胡椒粉

1/3 杯新鮮巴西里葉

作法

1. 將烤箱以攝氏 220 度預熱。

2. 在雞胸肉上淋一些油和半顆檸檬的果汁,並以適量的鹽和黑胡椒粉調味。將雞胸肉放入平底烤盤中。

3. 烤約 4 分鐘,接著將雞胸肉翻面,再烤約 3 分鐘或直到熟透。將雞胸肉再度翻面,繼續烤 3 分鐘。

4. 將雞肉從烤箱中移出,淋上半顆檸檬的果汁,再撒一些巴西里葉。

㉜ 香辣烤雞

一道不需要太多材料，只要最少的準備就能完成的簡單雞肉菜餚，在廚房中總是受到歡迎。如果你喜歡在食物裡加點料讓它更精彩，一定會喜歡這份食譜。它不會讓你的耳朵噴火，但足以讓你在吞嚥時多眨幾次眼睛。

 分量

4 人份

 材料

1 小匙大蒜粉

1 小匙小茴香粉

1/2 小匙香菜粉

3 大匙橄欖油

1/2 杯海鹽

1/4 小匙黑胡椒粉

4 片無骨去皮雞胸肉

🍲 作法

1. 將烤箱以攝氏 200 度預熱。

2. 在小碗中，將大蒜粉、小茴香粉、香菜粉、橄欖油、鹽和黑胡椒粉，攪拌均勻。

3. 使用塗油刷，將醬料塗抹於雞胸肉的每一面上。

4. 將雞胸肉放在平底烤盤上，視雞胸肉的厚度，每面烤約 5 分鐘。確認烤熟透，肉中間無粉紅色。

5. 趁熱享用。

㉝ 烤雞佐番茄萊姆莎莎醬

未經調味的雞肉，吃起來索然無味。但在加入些許番茄萊姆莎莎醬後，風味就截然不同了。萊姆汁、香蔥、番茄和大蒜帶來的豐富滋味，讓人欲罷不能。

分量

4 人份

材料

3 顆熟番茄，切片

1/2 杯新鮮香菜，細切

2 瓣大蒜，細切

3 根香蔥（取蔥綠），切細片

3 大匙特級冷壓橄欖油

2 大匙新鮮萊姆汁

1 顆萊姆的外皮，磨細絲

1/2 小匙海鹽

1/2 小匙黑胡椒粉

4 片無骨去皮雞胸肉

作法

1. 將烤箱以攝氏 200 度預熱。
2. 在第一個碗中製作莎莎醬：將番茄、香菜、大蒜、香蔥、1 大匙橄欖油、萊姆汁、萊姆皮細絲、1/4 小匙鹽和 1/4 小匙黑胡椒粉，翻拌均勻。
3. 在第二個碗中製作調味料：將剩下的油、鹽和黑胡椒粉，翻拌均勻。
4. 將雞肉放入 3. 的調味料碗中，翻拌均勻。
5. 將雞胸肉放在平底烤盤上，放進烤箱。每面烤約 4 分鐘，直到熟透，肉中間無粉紅色。
6. 將雞胸肉移到乾淨的砧板上，斜切成想要的厚度。
7. 將切好的雞肉放在盤子上後，淋上莎莎醬。以想吃的溫度享用，或在下面鋪綠葉蔬菜，搭配享用。

只要準備少許材料，就可烹調出滋味美妙的海鱸。魚肉相對中性的味道，能讓調味料發揮魔法而不至於太過度。很難不讚歎這道意料之外的美食。

分量

2 人份

材料

1 又 1/2 大匙特級冷壓橄欖油　　　　適量海鹽

2 瓣大蒜，切碎　　　　　　　　　　適量現磨黑胡椒粉

1/4 小匙洋蔥粉　　　　　　　　　　2 片 6 盎司（約 170 公克）的海鱸片

1/4 小匙紅椒粉　　　　　　　　　　1 大匙新鮮巴西里葉，切碎

1/4 小匙檸檬胡椒粉

作法

1. 以大火加熱大煎鍋，倒入 1 大匙橄欖油，再放入大蒜，將之煮到呈金黃褐色，小心不要燒焦。

2. 在小碗中，將大蒜、洋蔥粉、紅椒粉、檸檬胡椒粉、鹽和適量黑胡椒粉，攪拌均勻。

3. 在魚片的每一面上，抹 2. 的混合調味料。

4. 將魚片放在煎鍋上，帶皮面朝下，並壓住魚肉邊緣以避免它捲起，按壓約 1 分鐘；然後轉為中小火，再煎 3 ～ 4 分鐘。

5. 當魚皮酥脆呈褐色，魚肉煎到至少七分熟時，翻面，將魚肉面朝下，煎約 2 分鐘。

6. 撒上一些巴西里葉，趁熱享用。

㉟ 烤海鱸

在漫長的一天過去後，你可能沒心情準備一道複雜又花時間的餐點。這時，烤海鱸是一個完美選項，因為你只要花一點工夫，就可以做出一道清爽又讓人飽足（帶有 40 公克的蛋白質）的美味魚料理。只要幾種材料和一個熱烤箱，低熱量且風味絕佳的魚就可以上桌了。

分量

2 人份

材料

2 瓣大蒜，切碎

1 大匙義大利香料

1 大匙特級冷壓橄欖油

1 小匙巴西里葉，切碎

1 小匙黑胡椒粉

1 小匙海鹽

2 片 6 盎司（約 170 公克）海鱸
　　魚片

1/3 杯白酒醋

2 塊半月形檸檬塊

作法

1. 將烤箱以攝氏 230 度預熱。

2. 在小碗中，將大蒜、義大利香料、橄欖油、巴西里葉、黑胡椒粉和鹽，攪拌均勻。

3. 將魚片放上烤盤，每面均勻抹上 2. 的混合調味料，之後將白酒醋淋在魚片上。

4. 烤 10 ～ 15 分鐘，直到熟透為止。

5. 趁熱搭配檸檬享用。

甜美的芒果莎莎醬幾乎可以點綴任何一道主菜，增添其風味。胡椒和芒果的組合，為這令人滿足的甜味帶來一點勁道。這道天馬行空的菜餚，能讓人開心享用。

分量

4 人份

材料

2 大匙特級冷壓橄欖油

1/4 小匙胡椒粉

1/4 小匙海鹽

4 片 6 盎司（約 170 公克）海鱸
　　魚片

3 顆芒果，切丁

1 顆紅椒，切丁

2 顆紅洋蔥，切碎

1/4 杯新鮮香菜，細切

1 顆檸檬的果汁

作法

1. 將烤箱以攝氏 200 度預熱。

2. 在小碗中，將 1 大匙橄欖油、胡椒粉和鹽，攪拌均勻。將混合調味料平均抹在魚片的兩面。

3. 將魚片放在玻璃或陶瓷烤盤上，每面烤 5 ～ 7 分鐘，直到中間不再透明。

4. 在大碗中，將芒果、紅椒、洋蔥、香菜、檸檬汁和剩下的橄欖油，攪拌均勻。

5. 將 4. 的芒果莎莎醬淋在魚片上，即可享用。

③⑦ 香草烤鮪魚排

對喜歡吃肉而想吃魚，或喜歡吃魚卻想念肉的美味的人來說，這道鮪魚排就能滿足這個需求。你不用太多花工夫就可以準備好這道口感滑順的美食。只要七種材料和不到三十分鐘，這份食譜就能滿足你的胃。

分量

4 人份

材料

2 大匙新鮮檸檬汁

2 瓣大蒜，切碎

1 大匙特級冷壓橄欖油

1/2 小匙乾百里香

4 片 6 盎司（約 170 公克）的
　　鮪魚排

1/4 小匙鹽

1/4 小匙黑胡椒粉

作法

1. 將烤箱以攝氏 200 度預熱。

2. 在大玻璃碗或烤盤中，將檸檬汁、大蒜、橄欖油和百里香，攪拌均勻。將魚排放進混合料中，徹底裹上調味料。將大玻璃碗或烤盤包好，放入冰箱冷藏 10 分鐘後，將魚排翻面，再冷藏 10 分鐘。

3. 將魚排自碗中取出，以鹽和黑胡椒粉調味。

4. 在烤盤上噴灑油，再放上魚排，放進烤箱烤 5 ～ 6 分鐘後，將魚排翻面，再烤 5 ～ 6 分鐘。檢查魚肉中段，確認是否已熟透。

5. 趁熱享用。

㊳ 韃靼鮪魚

並非所有的魚生吃時都好吃，但新鮮鮪魚是經典美味。它是最受歡迎的一種生魚片，可以輕易地使用調味料和其他材料來點綴裝飾，使之成為清淡清爽的菜餚。自在地以你會喜歡的味道，來為這份食譜調味吧。

分量

可製 6 到 8 片

材料

12 盎司（約 340 公克）生魚片等
　級新鮮鮪魚，切到 1/4 吋（約 0.5
　公分）大的丁狀

2 顆熟成聖女番茄，去籽、切碎

1 顆小的紅蔥頭，切細碎

12 片新鮮羅勒葉，粗切

1 又 1/2 大匙特級冷壓橄欖油

1 顆萊姆的果汁

適量海鹽

適量現磨黑胡椒粉

1 顆熟哈斯酪梨，切對半、去皮、
　去核

1 份百分百全穀或全麥法式長棍麵
　包，切成薄片，烤過

作法

1. 在大碗中，將鮪魚丁、番茄、紅蔥頭和羅勒葉，翻拌均勻。

2. 在另一個碗中，將橄欖油、萊姆汁、適量的鹽和黑胡椒粉，攪拌均勻。

3. 將 2. 的油混合料，加到 1. 的鮪魚混合料中，攪拌均勻。

4. 放入酪梨，攪拌均勻。

5. 把酪梨鮪魚混合料放入冰箱，冷藏約 1 個小時，讓味道混和。

6. 在微冰狀態下，搭配長棍麵包享用即可。

◀ ③⑨ 鱈魚佐櫛瓜莎莎醬 ▶

低熱量的低脂魚料理，有著豐富的風味和對心臟健康有益的養分。莎莎醬令人興奮的多重色彩，與魚肉本身的味道相融合。這道菜餚的製作方法很簡單，口味極佳，為鱈魚的廣大可能性增添了新的意義。

分量

4 人份

材料

◆ **莎莎醬**

1 大匙細切新鮮羅勒葉

1 又 1/2 小匙小酸豆，沖洗、瀝乾

1 瓣大蒜，去皮、切碎

2 小匙新鮮檸檬汁

2 小匙特級冷壓橄欖油

1 大匙新鮮巴西里葉，細切

2 大匙紅洋蔥，細切

1/8 小匙黑胡椒粉

1/2 杯烤紅椒，細切

1 又 1/2 杯切碎的番茄

1 又 1/2 杯切碎的櫛瓜

◆ **魚**

4 片 6 盎司（約 170 公克）鱈魚排
（帶皮或不帶皮皆可）

1/4 小匙檸檬胡椒粉

1 大匙特級冷壓橄欖油

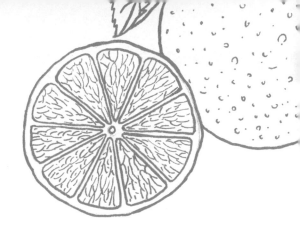

作法

◆ 莎莎醬

在大碗中，將所有材料攪拌均勻後，包好，放入冰箱冷藏。

◆ 魚

1. 將魚排肉擦乾，以檸檬胡椒粉調味。

2. 以中大火加熱煎鍋中的油。魚排每面煎約 4 分鐘，或直到可以用叉子將魚排切開。不要煎過頭。

3. 趁魚排還熱時，以湯匙舀莎莎醬淋在上面，即可享用。

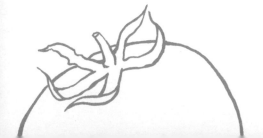

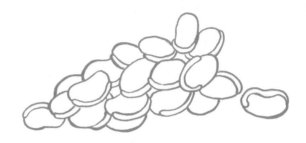
誰說好的辣醬只能搭配牛肉？這道菜運用了火雞吸收周圍味道的美好能力。三種豆類的團隊，提供了許多蛋白質和混合的口感及風味，讓這道菜餚令人垂涎三尺又飽足。

分量

6 ～ 8 人份

材料

2 大匙特級冷壓橄欖油

1 磅（約 454 公克）火雞絞肉瘦肉

1 顆黃洋蔥，切碎

3 瓣大蒜，切碎

1 顆黃椒，切碎

1 大匙番茄糊或番茄泥（第 194 頁食譜）

1 大匙辣椒粉

1 罐 14 盎司（約 397 公克）有機番茄泥

2 杯混了 2 大匙特級冷壓橄欖油的水

1 罐 15 盎司（約 425 公克）低鈉白腰豆，洗淨、瀝乾

1 罐 15 盎司（約 425 公克）低鈉腰豆，洗淨、瀝乾

1 罐 15 盎司（約 425 公克）低鈉斑豆，洗淨、瀝乾

適量現磨黑胡椒粉

適量鹽

適量香蔥，切細備用

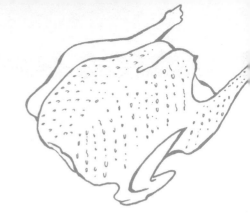

🍲 作法

1. 以中火加熱大平底鍋的油。放入火雞絞肉，以煎匙將肉分開。煎 6～8 分鐘，直到肉呈褐色。放入黃洋蔥、大蒜、黃椒，翻炒到軟化，約 6～8 分鐘。

2. 放入番茄糊和辣椒粉，翻炒到番茄糊開始焦糖化，約 3～4 分鐘。

3. 倒入 1 杯橄欖油水，煮到小滾且水分減半，約需 5 分鐘。放入罐裝番茄泥、1 杯橄欖油水和所有豆子，煮到滾。

4. 轉小火，蓋上蓋子，煮到呈濃稠狀，約 35～40 分鐘。以適量黑胡椒粉和鹽調味，再以香蔥裝飾後，即可享用。

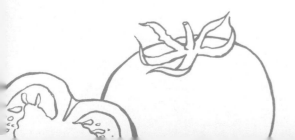

讓這道只要花幾分鐘準備的大比目魚料理中的蛋白質填滿你。番茄和新鮮檸檬汁，為這道菜餚增添了甜味和微酸口感，讓味道溫和的魚肉帶有些許特色和刺激。

分量

4 人份

材料

2 大匙特級冷壓橄欖油

2 瓣大蒜，切碎

1/2 杯新鮮柳橙汁

1/4 杯新鮮巴西里葉

1 品脫（約 473 毫升）櫻桃番茄，
　切對半

1/2 小匙海鹽

1/2 小匙黑胡椒粉

4 片 6 盎司（約 170 公克）去皮
　大比目魚片

作法

1. 在大煎鍋中，倒入 1 大匙橄欖油，加熱。放入大蒜後，拌炒到發出香味，約 30 秒。

2. 放入柳橙汁、巴西里葉、櫻桃番茄、1/4 小匙鹽和 1/4 小匙黑胡椒粉，燉煮到櫻桃番茄開始散開，約 5 分鐘。

3. 取另一個大煎鍋，倒入剩下的油，以中火加熱。以剩下的鹽和黑胡椒粉為魚片調味。每面煎約 5 分鐘，直到可以用叉子切開魚肉。

4. 以煮好的番茄醬汁搭配享用。

42 超簡單香草鮭魚

沒有哪道料理做起來比它更簡單的了。這款魚料理的多樣性，讓你可以使用極少的工夫和材料，創造出風味俱佳的菜餚。你可以自行調整香料選項，選取更適合自己口味的種類。以這份食譜為藍圖，好好地玩一玩吧。

分量

4 人份

材料

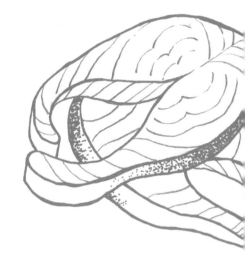

1 小匙乾羅勒葉

1 小匙小茴香粉

1 小匙大蒜粉

1/2 小匙鹽

2 大匙特級冷壓橄欖油

4 片 6 盎司（約 170 公克）鮭魚片

4 塊半月形檸檬塊

作法

1. 在小碗中，將羅勒葉、小茴香粉、大蒜粉和鹽，攪拌均勻，然後塗抹在鮭魚片上。

2. 在煎鍋中倒入油，以中火加熱。

3. 將鮭魚煎至呈褐色，且叉子可以刺入，每面大約需煎 5 ～ 6 分鐘。

4. 每片鮭魚搭配 1 塊檸檬享用。

番薯青醬義大利麵

這道素食義大利麵是以老熱那亞傳統烹煮，加入青醬、番茄和四季豆。它的作法很簡單，味道融合。它有著滑順與扎實的兩種不同口感，每一口嚐來都讓人津津有味。只需要不到三十分鐘的時間，就可以享用美味又營養滿分的菜餚，雖然這不是傳統青醬，但每個人都能好好享用它。

分量

4 人份

材料

1 杯冷凍帶殼毛豆，解凍

2 瓣大蒜，切碎

1/4 杯切片杏仁，烤過

1/4 杯新鮮巴西里葉

1/2 顆檸檬的外皮，磨絲

1/2 杯現磨帕瑪森起司，多磨一些裝飾用

1/4 杯特級冷壓橄欖油，若需要可多準備一些

適量海鹽

適量現磨黑胡椒粉

1 磅（約 454 公克）全麥義大利麵或筆管麵

2 顆番薯，切成 3/4 吋（約 2 公分）小塊

30 根四季豆，修剪後對切

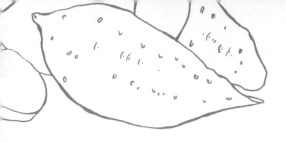

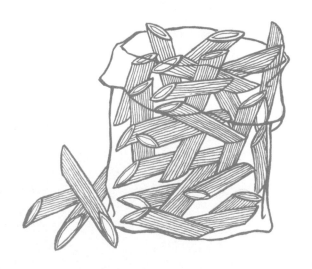 **作法**

1. 製作青醬,將毛豆、大蒜、杏仁放在食物處理機中攪打切碎。接著,放入巴西里葉、檸檬皮、帕瑪森起司和橄欖油,攪打均勻,且毛豆被完全切碎。將做好的青醬倒入大碗中,以鹽和黑胡椒粉調味。

2. 準備一大鍋的水,加鹽並煮滾後,放入義大利麵、番薯和四季豆,煮到義大利麵呈彈牙狀態,番薯和四季豆非常柔軟,約需 10 分鐘。瀝掉煮麵水,保留約 4 大匙煮麵水,放在一旁備用。

3. 將義大利麵、番薯和四季豆放在另一個大碗中。倒入 1. 的青醬和煮麵水,翻拌到醬料帶有奶油般的質地。以適量的鹽和黑胡椒粉調味。將麵分成數盤,淋上一些橄欖油後享用。

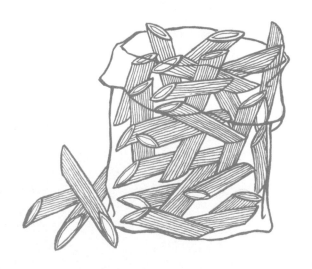

選擇義大利麵搭配柔軟的雞肉，很難會出錯。只要加一點檸檬汁，就誕生了這道味道豐富、充滿蛋白質的菜餚，它能以相當少的熱量帶著全穀和其他養分，讓你飽足一餐。

 分量

4 人份

材料

1 磅（約 454 公克）全麥筆管麵

適量鹽

適量現磨黑胡椒粉

12 盎司（約 340 公克）嫩雞肉塊，生的、無塗料

2 大匙特級冷壓橄欖油

2 瓣大蒜，切碎

8 顆櫻桃番茄，切對半

1/4 小匙紅辣椒片

2 顆檸檬的果汁

2 大匙新鮮巴西里葉，粗切

1/2 杯現磨帕瑪森起司

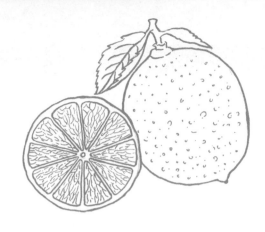

🍲 作法

1. 準備一大鍋的水，加鹽並煮滾後，將義大利麵煮到呈彈牙狀態。瀝掉煮麵水。

2. 以鹽和黑胡椒粉為雞肉調味，之後將雞肉和1小匙橄欖油放到大煎鍋中，以中大火加熱。煎到雞肉呈金黃褐色且熟透為止。從鍋中取出雞肉，將之切片後裝盤。

3. 在大平底鍋中，將大蒜、剩餘的橄欖油、櫻桃番茄和紅辣椒片，翻拌均勻。放入雞肉，煮2～3分鐘，倒入煮好的義大利麵，再煮約1分鐘後，從火上移開。倒入檸檬汁，翻拌均勻後，把所有材料倒入大碗中，再攪拌一次。

4. 以巴西里葉裝飾，撒上一些帕瑪森起司，即可享用。

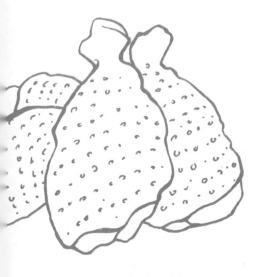

45 鮭魚義大利麵

你將很難抗拒這道以檸檬調味的義大利麵和鮭魚組合。這麼簡單的食譜富含每份超過 30 公克的蛋白質。你可以任意加入喜歡的蔬菜來添加纖維質，讓這道菜餚不只是好吃，還能讓你飽足。

分量

4 人份

材料

1 磅（約 454 公克）全麥筆管麵或波紋貝殼義大利麵

適量海鹽

適量現磨黑胡椒粉

1 片 1 磅（約 454 公克）鮭魚片

1/2 杯新鮮羅勒葉，切細

2 小匙小酸豆，洗淨、瀝乾

2 瓣大蒜，切碎

1 顆檸檬的果汁，檸檬皮磨絲

2 大匙特級冷壓橄欖油

1/2 小匙紅辣椒片

1 小匙現磨帕瑪森起司

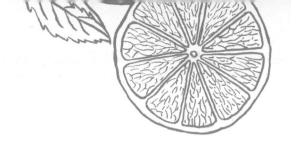

🍲 作法

1. 將烤箱以攝氏 190 度預熱。

2. 準備一大鍋的水,加鹽並煮滾後,將義大利麵煮到呈彈牙狀態。瀝掉煮麵水。

3. 以適量的鹽和黑胡椒粉為鮭魚片調味,再將鮭魚片放到鋪了防油紙的烤盤上,烤 15 ～ 20 分鐘,直到熟透。

4. 在大碗中,將羅勒葉、小酸豆、大蒜、檸檬皮、檸檬汁、紅辣椒片、適量的鹽和黑胡椒粉,攪拌均勻後,再倒入義大利麵中,翻拌均勻。

5. 將鮭魚片切成一口大小,放入麵碗中,輕輕翻拌,避免將鮭魚塊弄破。

6. 趁熱撒上帕瑪森起司後享用。

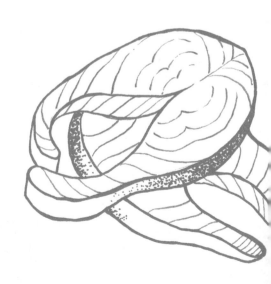

46 克里奧爾式鮭魚

如果想讓鮭魚帶點美國南方肯瓊（Cajun）的勁道，就需要這道菜餚。克里奧爾式調味法和希臘優格所帶來的衝擊味覺組合，會讓你把盤中食物一掃而空。這是很容易準備的一道菜餚，你可以再加上四季豆來享用一頓大餐。

🍴分量

4 人份

🥫材料

1 磅（約 454 公克）四季豆，修剪過

1 小匙新鮮檸檬汁

1 大匙特級冷壓橄欖油

1/4 小匙鹽

1/4 小匙胡椒粉

1/3 杯脫脂原味希臘優格

2 小匙克里奧爾調味粉（Creole seasoning，注：內容物大致包含大蒜粉、洋蔥粉、黑胡椒粉、白胡椒粉、辣椒粉、奧勒岡葉、羅勒葉等。）

1 小匙辣椒粉

1 小匙紅椒粉

1 小匙檸檬皮絲

4 片 6 盎司（約 170 公克）鮭魚片

1/2 杯細切的烤胡桃

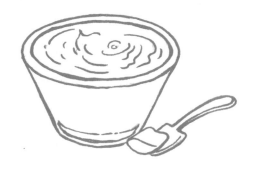

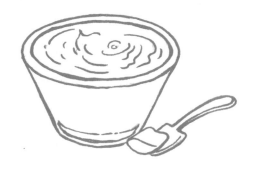 作法

1. 將烤箱以攝氏 220 度預熱。

2. 將錫箔紙鋪在大烤盤上。

3. 在大碗中,將四季豆、檸檬汁、橄欖油、鹽和黑胡椒粉,翻拌均勻,放在烤盤上,放進烤箱中烤 5 ～ 7 分鐘。

4. 在同一個碗中,將優格、克里奧爾調味粉、辣椒粉、紅椒粉和檸檬皮絲,攪拌均勻後,塗在 4 片鮭魚片上,再撒上胡桃碎粒。

5. 將四季豆移到烤盤的邊緣,把鮭魚片放在中央。

6. 以魚片最厚的厚度為依據,若 1 吋(約 2.5 公分)厚就要烤 10 分鐘,以此推算烘烤時間。

7. 趁熱享用。

調味料

47. 自製番茄醬

48. 純淨美乃滋

49. 柳橙覆盆子油醋汁

50. 蜂蜜巴薩米可油醋汁

51. 快速新鮮莎莎醬

㊼ 自製番茄醬

🥫 材料

2 大匙特級冷壓橄欖油

1 顆洋蔥，切丁

2 瓣大蒜，切碎

1/4 小匙五香粉（ground allspice）

1/2 小匙辣椒粉

1/4 小匙薑粉

1/2 小匙紅辣椒片

1/4 杯蘋果醋

1/4 杯有機蜂蜜

2 大匙有機番茄糊或番茄泥（第 194 頁食譜）

1 罐 28 盎司（約 794 公克）含汁去皮的整顆番茄

1 大匙有機伍斯特醬

1/4 小匙肉桂粉

適量鹽

適量現磨黑胡椒粉

🍲 作法

1. 在煎鍋中倒入油，以中火加熱，油熱後，放入洋蔥，炒到洋蔥呈半透明，約 8 分鐘。放入大蒜、五香粉、辣椒粉、薑粉和紅辣椒片，繼續炒約 2 分鐘。

2. 放入蘋果醋、蜂蜜、番茄、罐裝整顆番茄、伍斯特醬、肉桂粉、適量的鹽和黑胡椒粉，繼續邊煮邊攪拌，持續 3 分鐘。煮滾後，轉小火，以湯匙或鍋鏟壓碎整顆番茄，繼續燉煮，不加蓋子，燉煮約 45 〜 55 分鐘，偶爾攪拌一下，直到湯汁變濃稠滑順。時時注意翻攪，以避免燒焦。

3. 放入冰箱冷藏至少 1 個小時，讓番茄醬繼續變濃郁入味。

48 純淨美乃滋

材料

1 顆大顆的蛋

1 顆蛋黃

1/2 小匙有機蜂蜜

1 又 1/2 小匙新鮮檸檬汁

1 小匙有機芥末醬

2 小匙蘋果醋

1/2 小匙鹽（可多一些，以便調整味道）

1 杯特級冷壓橄欖油（這會讓成品略微厚重，但我們需要使用乾淨的食材）

作法

◆ 若使用攪拌碗

1. 在中碗裡，放入蛋、蛋黃、蜂蜜、檸檬汁、芥末醬、蘋果醋及 1/2 小匙鹽，攪拌到質地變濃稠，約需 30 ～ 60 秒。顏色應該呈明亮的黃色。

2. 緩慢且穩定地倒入 1/2 杯的油，持續攪拌約 3 ～ 5 分鐘。逐漸加入剩下的 1/2 杯油，持續攪拌直到美乃滋變濃稠，大約 6 分鐘。現在的顏色會變得更淺。如果需要，可以使用更多的鹽來調味。倒入密封容器內，冷藏於冰箱中。

◆ 若使用攪拌機

1. 將蛋、蛋黃、蜂蜜、檸檬汁、芥末醬、蘋果醋及 1/2 小匙鹽，放入攪拌機中。啟動機器攪拌，同時慢慢地從機器上的蓋子開口處倒入一滴油，接著以緩慢的細流倒入。攪拌到混合料變濃稠。

2. 嚐嚐味道後，再進行調味。

3. 以密封容器盛裝，冷藏於冰箱中。

㊾ 柳橙覆盆子油醋汁

材料

1/2 杯現擠柳橙汁

1/4 杯有機覆盆子白巴薩米可醋

1/8 杯特級冷壓橄欖油

1 小匙切碎的新鮮香菜葉

適量鹽

適量現磨黑胡椒粉

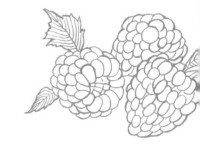

作法

在小碗中,將柳橙汁、醋、橄欖油和香菜攪拌均勻。以適量的鹽和黑胡椒粉調味。

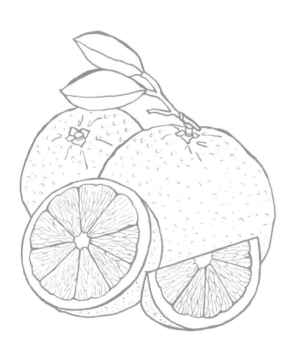

材料

1/2 小匙新鮮羅勒葉，切碎

1 大匙有機蜂蜜

1 杯特級冷壓橄欖油

1/4 小匙乾奧勒岡葉

1/2 小匙乾迷迭香

1/3 杯白巴薩米可醋

適量海鹽

適量現磨黑胡椒粉

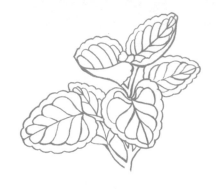

作法

在小碗中，將羅勒葉、蜂蜜、橄欖油、奧勒岡葉、迷迭香和醋，攪拌均勻。
以適量的鹽和黑胡椒粉調味。

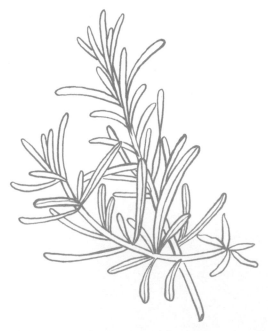

51 快速新鮮莎莎醬

沒有什麼能比由番茄、胡椒粉、大蒜和香菜組成的新鮮莎莎醬，更能在你的口中活躍了。莎莎醬雖然是玉米脆片的最佳搭檔，但也能輕易搭配雞肉、魚肉和義大利麵。看待莎莎醬，要像在看鉛筆繪製的藍圖一般。刪除你不要的，並增加符合你口味的蔬菜和調味料！

分量

2～3 杯

注意

處理辣椒時要小心。處理後立刻以肥皂和水洗手，不要觸摸臉或眼睛，避免受刺激。

材料

3 大匙切碎的紅洋蔥

2 小瓣大蒜，切碎

3 杯滾水

3 顆大的熟番茄，去皮、去籽、切碎

2 根辣椒（溫和或辣的皆可）

2 大匙新鮮巴西里葉，切碎

2 大匙新鮮萊姆汁

1 撮小茴香粉

1 撮乾奧勒岡葉

3 大匙黑豆（非必要）

適量鹽

適量現磨黑胡椒粉

作法

1. 將紅洋蔥和大蒜放在細網上，一次倒下 1 杯滾燙的水，共倒 3 次，接著瀝乾。

2. 在紅洋蔥和大蒜冷卻後，放入中碗裡，再放入番茄、辣椒、巴西里葉、萊姆汁、小茴香粉、奧勒岡葉和黑豆（如果打算加），攪拌均勻。以適量的鹽和黑胡椒粉調味。

3. 冷藏 1～2 個小時，讓味道混合入味。可冷藏保存達 1 週。如果莎莎醬太燙，可以多加番茄降溫。

純淨的
點心

chapter 8

吃點心對任何均衡的飲食計畫來說，都是很重要的，特別是在你很注意熱量，並避免在享用全餐時過度飲食的情況。

　　以下所列的點心為建議項目。你可以從這些選項選取，或吃任何符合純淨基本原則的其他點心。記住不要碰人造食材，因為我們要盡量避免加工食品。

　　我們是否期望你達到完美？絕對沒有。

　　但是你是否應該要能夠進行二十天的計畫，並且在 85% 的時間都吃純淨的點心？當然要。

　　你知道每日用餐計畫的結構，因此可以預先計畫好，確保自己一天內和在家中都能接觸到純淨的點心。如果不想吃，當然就可以跳過不吃。

◆ 1 顆柳橙

◆ 1 顆蘋果加杏仁醬（1 小匙）

◆ 百分百全麥或全穀烤吐司，加酪梨泥

◆ 1 杯新鮮櫻桃

◆ 8 盎司（約 227 公克）新鮮水果果昔

◆ 水煮蛋加調味料

◆ 1 杯羽衣甘藍脆片

◆ 1 杯烤鷹嘴豆拌特級冷壓橄欖油

◆ 1/3 杯有機無糖綜合果仁

◆ 1/4 杯去殼胡桃

◆ 15 顆核桃

◆ 15 顆腰果

◆ 1/3 杯酪梨泥和 8 根胡蘿蔔棒

◆ 15 顆未烤過的花生

◆ 1/2 杯黑豆醬和蔬菜棒（胡蘿蔔或芹菜）

◆ 3/4 杯烤蘋果脆片

◆ 1/2 杯香蕉切片和 1 小匙有機花生醬

◆ 2 片烤鳳梨

◆ 新鮮水果冰棒（以現榨果汁製作的冰棒）

◆ 小顆烤番薯

◆ 小份綠葉蔬菜

◆ 1 杯莓果

◆ 1 片紅椒加鷹嘴豆泥

1 ～ 12 條刷了特級冷壓橄欖油和海鹽的烤番薯條

16 根迷你胡蘿蔔

1 根香蕉

10 顆櫻桃番茄，搭配鹽、胡椒粉和少許油醋汁

1/2 杯以特級冷壓橄欖油、鹽和胡椒粉醃漬的蘑菇

1 杯西瓜加紅洋蔥沙拉

8 顆西瓜及蜜香瓜球

1/2 杯生蔬菜加青醬

3 杯原味氣爆式爆米花

1 ～ 2 杯黃瓜番茄沙拉，拌入特級冷壓橄欖油、鹽及適量胡椒粉

15 顆冷凍葡萄

1/2 顆葡萄柚

4 顆純淨火雞肉丸（直徑 1 吋，約 2.5 公分）

3 盎斯（約 85 公克）火雞肉切片和生蔬菜

1/3 杯南瓜子

1 杯綜合水果沙拉

1 杯帶殼毛豆

1/2 杯黃瓜切片及有機油醋醬汁

一片牛排番茄（beefsteak tomato，注：一種番茄品種）加 1 小匙菲達
起司

1/2 杯茅屋起司

◇ 2/3 杯生蔬菜加酪梨醬

1 顆蘋果

10 個百分百全穀椒鹽蝴蝶脆餅

1/2 杯有機低脂或脫脂茅屋起司

番茄片，加少許胡椒粉、鹽和橄欖油

◇ 1 根脫脂莫佐瑞拉起司棒，加 1 顆小蘋果

1/3 杯日式芥末碗豆

8 顆綠橄欖

◇ 1/3 杯葵花籽

6 盎司（約 170 公克）有機低脂或脫脂優格，加 1/3 杯水果切片

2/3 杯白花椰及 2 大匙鷹嘴豆泥

1 根芹菜莖，加 2 大匙鷹嘴豆泥或有機花生醬

1 顆中型蘋果，加 1 大匙有機花生醬

1/3 杯以純淨美乃滋（第 232 頁食譜）製成的雞蛋沙拉

◇ 7 顆填塞了 1 大匙菲達起司或藍紋起司的橄欖

◆ 40 顆未加鹽的生開心果

6 串西瓜及黃瓜牙籤串，每串加 1 塊菲達起司。

1/4 杯綜合生堅果（無鹽）

20 顆葡萄，加 10 顆杏仁或腰果

1.5 杯甜豆

1 顆大蘋果，切片並撒上肉桂粉

◇ 2 條低脂起司條

◆ 冷凍香蕉切片，以 1 根中型或大型香蕉製作。

◆ 填塞甜椒切片：1 杯紅甜椒切片，以 1/4 杯溫黑豆和 1 大匙酪梨醬填塞

◆ 10 顆核桃切對半，加 1 顆奇異果切片

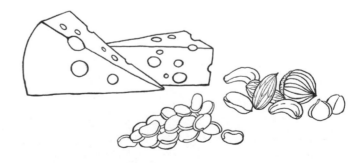

運動

chapter 9

這套計畫對運動的期望是只要每天二十分鐘。重點不在於運動時間的長短，而是運動時間的品質。當你對體能運動計畫做出適度的努力，就一定會看到效果。這裡的想法是要具有彈性。如果喜歡的話，你可以將每日的運動計畫分成兩階段進行。當你調節好體能且建立起力量和耐力時，就可以一次完成整套。

　　以下是部分指定日應完成的體能活動內容描述。你也可進行未介紹的其他運動，但請著重在徒手練習上。如果你能使用健身房器材，如橢圓機（elliptical）、固定式腳踏車、跑步機、划船機等，請自行加入配合使用。

　　你愈常變更不同的運動方式，就會愈快看到效果。努力運動，玩得開心點！

波比操（burpees）

1. 站直，雙腳張開與臀部同寬，雙手垂於身體兩側。身體重量多放於腳的前半部，後腳跟略抬離地面。

2. 身體放低到全蹲姿勢，雙手平放在身體前方的地面上，確保身體的穩定度。

3. 到達全蹲姿勢且雙手平放在地面時，迅速將雙腿往後踢，讓身體伸展為伏地挺身的姿勢。

4. 讓胸部如進行伏地挺身般往下到離地面大約1吋（約2.5公分）的高度。確保不讓胸部碰到地面。

5. 將胸部抬高回原位，同時雙腿踢往前，回到全蹲姿勢。

6. 從全蹲姿勢，雙腿跳離地面，盡可能跳高，然後再從第一個步驟重複做起。

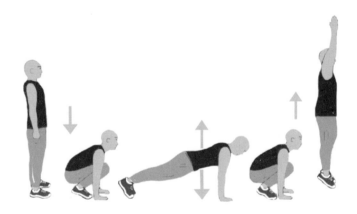

變化式

將雙手放在大約膝蓋高度的平台上，如凳子或椅子等任何不會移動的物體。右腿退後一步，左腿往後到使身體呈伏地挺身的位置。在這個位置上停留一秒，然後右腿往前，帶動左腿往前。當雙腿合在一起時，站起身。換腿做一遍。重複此循環。

這個變化式沒有伏地挺身或跳躍動作，只有腿部的往後、往前和站立。

滑冰步

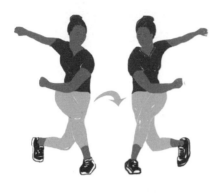

想想滑冰競速選手在滑冰場運動的動作。

1. 雙腳張開略比肩寬。朝正前方看，保持背挺直，膝蓋微彎。

2. 將右腿往身體的左後方伸展到與左腿交叉的同時，左手也朝向身體右側彎曲並接觸地面。

3. 接著換邊進行同樣的動作。右腿回到開始的位置，換左腿往身體右後方伸展到與右腿交叉，同時以右手接觸身體左前方地面。

4. 重複此交替動作，直到所需要的回合數。

原地抬腿跑步

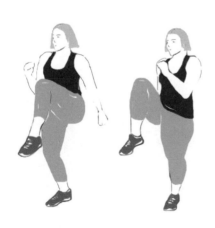

1. 站直，雙腳張開，以不超過臀寬為限。雙臂垂放在身體兩側，背打直，眼睛朝前看。

2. 如同在原地跑步般輪流跳動雙腿，膝蓋盡可能抬高。

3. 雙臂應向前做 90 度彎，雙手握拳。隨著腿部的動作擺動手臂。

4. 腳步放輕，腳跟不要碰到地面，只有腳前掌在持續的跳躍動作中碰到地面。

變化式

如果不容易保持平衡，可以將雙手靠在牆上做腿部跳躍動作，盡可能抬高膝蓋。

伏地登山

1. 開始動作：以伏地挺身動作位置開始，但雙手比肩寬且置於前方。輕輕抬高臀部，但不要太高。從左腳開始，往前到停留在胸部下方的地面。此時，你的左膝和髖部是彎曲的，而左大腿是朝向胸部。右膝應離開地面，右腿朝後伸直。右腳趾向下踩，腳跟抬起。收縮腹部肌肉來穩定脊椎。

2. 雙手緊貼地面，雙腿跳躍並前後交換位置。現在你的左腿是向後伸直，右腿是在胸部下方彎曲，右腳放在地上。記得要讓腹部參與動作，肩膀穩定撐住。不要把臀部抬太高，抬高就與這個運動的目的抵觸了。保持頭向上，朝前方看。

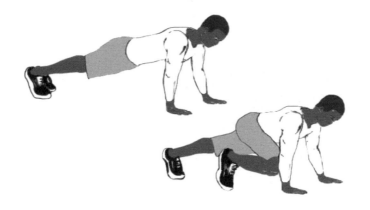

變化式

如果有身體上的障礙，會限制臀部的動作範圍，就將雙手放在台階或平台上來取得好支點。保持體重平均地分攤在雙腿上，而不是將全部身體重量放在前方的腿上。讓台階或平台支撐住大部分的體重，減少腿部的負重。

階梯運動

這個運動很簡單。就跟名字一樣,在一層樓梯往上及往下走。每層樓梯應介於 10 ～ 15 步之間。上下樓梯算一趟。如果運動計畫說要走十層樓階梯,這就表示你要上下十趟。可一次連續完成,或依最適合自己的方式分次進行。

深蹲

1. 站在一張椅子前方。雙腳張開與肩同寬。雙手往前抬高,與胸部同高,與地面平行。

2. 往下蹲,好像要坐到椅子上,但在離座位約 1 吋(約 2.5 公分)處停止。在此位置保持一秒,然後站直。在完全直立後,再繼續進行下一個深蹲動作。

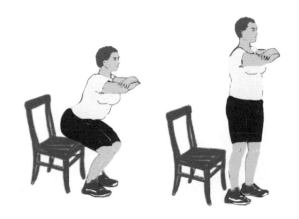

變化式 **靠牆深蹲**

在身體往下蹲到深蹲位置時,臀部往後貼靠牆壁,腳跟放平,雙膝向外。雙臂在身體前方與地面平行,以幫助保持平衡。在深蹲位置停留五秒,然後站直。重複此循環。

當力量增強後,停留在深蹲位置久一點。

轉身抬腿

1. 站直，雙腳打開至與肩同寬。雙手在頭後交握，手肘抬高與肩膀呈一直線上。

2. 同時進行下面兩件事：抬起左膝，將右手肘帶向左膝（雙手仍在頭部後方交握），可以的話，以手肘碰觸膝蓋。

3. 完成這個動作後，腿放回地上，頭抬回原位。接著換邊重複同樣的動作（右膝抬起，以左手肘碰觸）。

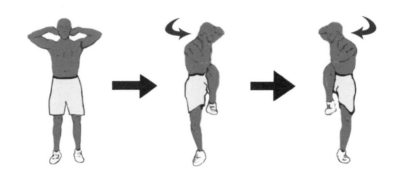

變化式

如果身體狀況受限，你還是可以做這個運動。將手臂在身體兩側擺成 90 度角，手握拳，前臂與地面平行，取代雙手在頭後交握的動作。右手臂往左移動，同時抬左膝。以手肘碰觸膝蓋或是盡可能讓兩者接近彼此。回到原來的姿勢，換邊重複同樣的動作。

慢跑拳

這是一個原地跑步的簡單變化運動。站成跑步的姿勢。在開始原地跑步時，手握拳並朝空氣中擊打，迅速交替雙手。

變化式

以快速原地走步取代跑步，雙臂在空中揮動。

平板撐體

1. 雙手打開略比肩寬，放在肩膀正下方，並撐在地上。好像你要開始做伏地挺身運動一樣。

2. 腳趾踩著地面，收緊臀部肌肉，確保不要鎖死或過度伸展膝蓋。

3. 頭和背保持在一條直線上，藉由專注在地上的一點，讓頸部和脊椎保持一直線。

4. 剛開始時，在這個姿勢停留 15 秒。你感到愈舒服，身體調整到愈好，就能停留更長的時間。

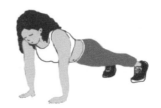

變化式 **前手臂平板撐體**

與一般的平板撐體相同，但將前臂放在地上，而不是只有手掌。手掌在前方平貼於地，或交握在一起，看哪一種你做起來比較順。

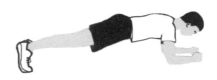

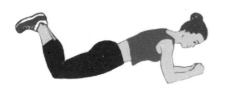

變化式 **屈膝平板撐體**

膝蓋放到地上，前手臂與手掌平放在地上（和前手臂平板撐體相同的位置）。雙膝著地時，可減輕下背部的壓力。

邁向更美好的未來

現在你已經完成二十天的旅程，但這不表示健康旅程已經來到終點。就各方面來說，你只是開啟了會在餘生參與其中並挑戰自己的旅途。

希望這二十天讓你對自己的力量與弱點、動機和改變的能力，有更好的洞察；還有更加瞭解當你以最有效的方式幫身體加油時，以及避開加工食物的不健康爛泥時，自我感覺和外觀上看起來會有多好。

最重要的是，保持「你不是，也永遠不會是完美的」的看法，但你能做得更好並享受這個過程。建立並保持生命中的平衡，應該一直都是你在做出決定或面對困難時的指導原則。

生命中的每件事，包括如何吃和運動，都有其所在；而那個所在與生命其他面向的關係，必須受到尊重。「快樂」和「保持健康」是異卵雙胞胎，會讓彼此更美好。內在與外在的感覺良好，將會是證實你的努力和犧牲已經帶來完全轉變的強勁動力。

當你在繼續前行時，如果能記住這一點，就不會再以體重計上的數字或杯中的熱量來計算快樂；而是會以晨起時的良好感覺，以自信進行任何想做的事，以及有多常笑──不只是因笑話而笑，也因自己而笑──來量測。

BH0043

純淨飲食全書
20 種食材 ×20 天健康復原計畫，讓身體煥然一新

The Clean 20: 20 Foods, 20 Days, Total Transformation

作　　者｜伊恩・史密斯（Ian K. Smith）醫學博士
譯　　者｜蕭斐
責任編輯｜于芝峰
協力編輯｜洪禎璐
美術設計｜劉好音

發 行 人｜蘇拾平
總 編 輯｜蘇拾半
副總編輯｜于芝峰
主　　編｜田哲榮
業務發行｜郭其彬、王綬晨、邱紹溢
行　　銷｜陳雅雯、汪佳穎、張瓊瑜、余一霞

出　　版｜橡實文化 ACORN Publishing
　　　　　臺北市 105 松山區復興北路 333 號 11 樓之 4
　　　　　電話：（02）2718-2001　傳真：（02）2719-1308
　　　　　網址：www.acornbooks.com.tw
　　　　　E-mail 信箱：acorn@andbooks.com.tw

發　　行｜大雁出版基地
　　　　　臺北市 105 松山區復興北路 333 號 11 樓之 4
　　　　　電話：（02）2718-2001　傳真：（02）2718-1258
　　　　　讀者服務信箱：andbooks@andbooks.com.tw
　　　　　劃撥帳號：19983379　戶名：大雁文化事業股份有限公司

印　　刷｜中原造像股份有限公司
初版一刷｜2019 年 3 月
定　　價｜380 元
I S B N｜978-957-9001-89-2

國家圖書館出版品預行編目（CIP）資料

純淨飲食全書：20 種食材 ×20 天健康復原計
畫，讓身體煥然一新／伊恩・史密斯（Ian K.
Smith）著；蕭斐譯 .-- 初版 .-- 臺北市：橡實
文化出版：大雁出版基地發行，2019.03
256 面 ;17×23 公分
譯自：The clean 20 : 20 foods, 20 days, total
transformation
ISBN 978-957-9001-89-2(平裝)

1. 健康飲食 2. 營養

411.3　　　　　　　　　　　　108001978

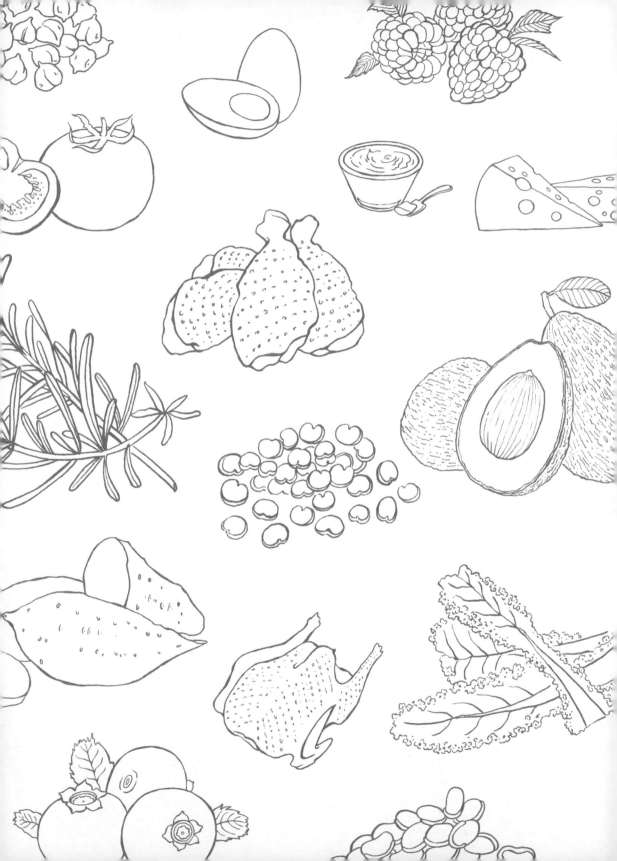

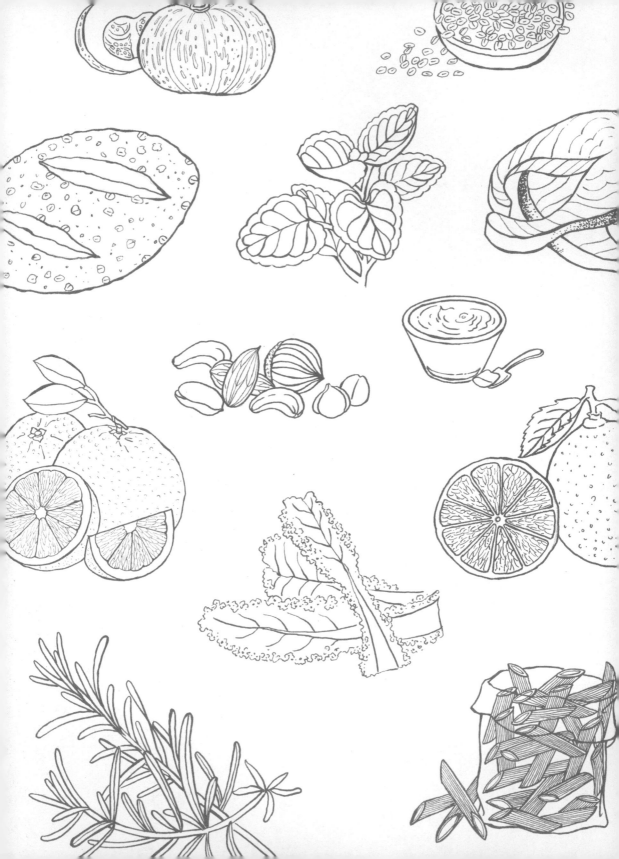